Beate Lindner-Pfleghar | Falk Schradt | Patrick Weydt

ALS Praxisbuch

Möglichkeiten logopädischer Therapie bei Amyotropher Lateralsklerose

Die Autoren

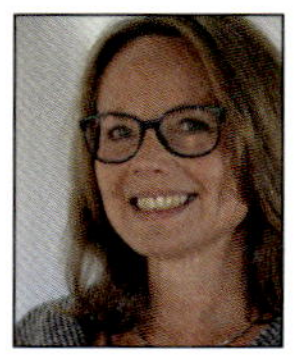

Beate Lindner-Pfleghar M.Sc. ist leitende Logopädin an den Universitäts- und Rehabilitationskliniken Ulm RKU. Neben der stationären Versorgung neurologischer Patienten untersucht und berät sie im Untersuchungstandem mit einem neurologischen Oberarzt Patienten der Ambulanz für neurologische Schluckstörungen an der Universität Ulm. Seit Beginn ihrer beruflichen Tätigkeit behandelt sie Patienten mit ALS in unterschiedlichsten Krankheitsphasen sowohl stationär als auch ambulant. Von 2010 bis 2013 absolvierte sie nebenberuflich den Masterstudiengang Logopädie an der Donauuniversität Krems mit dem Abschluss Master of Science in Logopädie und ist seither auch wissenschaftlich tätig. In den vergangenen Jahren engagierte sie sich zudem in verschiedenen Arbeitsgruppen wie den temporären Kommissionen der DGN und DSG zum Dysphagiemanagement beim akuten Schlaganfall und dem FEES Ausbildungscurriculum. Seit 2015 ist sie zertifizierte FEES Ausbilderin und veranstaltet regelmäßig FEES Basisseminare im Rahmen der curricularen FEES Ausbildung.

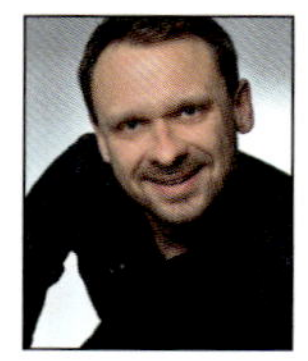

Falk Schradt M.Sc. ist Logopäde an den Universitäts- und Rehabilitationskliniken Ulm RKU. Neben der stationären Versorgung von neurologischen Patienten ist er in der Ambulanz für neurologische Schluckstörungen an der Universität Ulm im Untersuchungstandem mit einem neurologischen Oberarzt tätig. Seit vielen Jahren betreut er regelmäßig beatmete und nicht beatmete Patienten mit ALS in fortgeschrittenen Krankheitsstadien sowohl stationär als auch ambulant im Hausbesuch. 2013 beendete er den nebenberuflichen Masterstudiengang Neurorehabilitation an der Donauuniversität Krems mit dem Abschluss Master of Science. In seiner Masterarbeit beschäftigte er sich mit dem Thema Dysphagie bei ALS. Seit 2015 ist er zertifizierter FEES Ausbilder und regelmäßig als Anleiter und Supervisor in der curricularen Ausbildung engagiert.

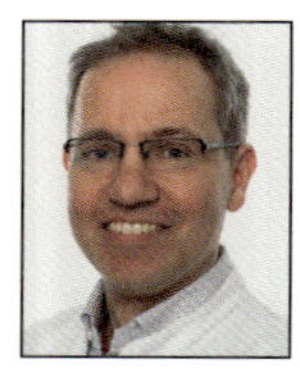

PD Dr. med. Patrick Weydt ist Neurologe an der Klinik für Neurodegenerative Erkrankungen und Gerontopsychiatrie der Universitätsklinik Bonn. Er leitet dort die Ambulanz für Motoneuronerkrankungen und die Ambulanz für neurogene Schluckstörungen. Seine Facharztausbildung hat er an der Neurologie der Uniklinik Ulm erhalten, wo er auch die Dysphagie-Ambulanz fachärztlich betreut hat. Er hat sich 2016 an der Uniklinik Ulm zur Bedeutung des Energiestoffwechsels für ALS und die Huntington Erkrankung habilitiert. Neben Motoneuronerkrankungen befasst er sich wissenschaftlich und klinisch mit der Huntington Erkrankung und anderen Bewegungsstörungen sowie mit Neurogenetik.

Beate Lindner-Pfleghar | Falk Schradt

Patrick Weydt

ALS Praxisbuch

Möglichkeiten logopädischer Therapie bei Amyotropher Lateralsklerose

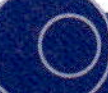

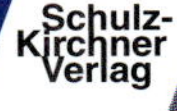

Bibliografische Information der Deutschen Nationalbibliothek
Die Deutsche Nationalbibliothek verzeichnet diese Publikation in der Deutschen Nationalbibliografie; detaillierte bibliografische Daten sind im Internet über http://dnb.d-nb.de abrufbar.

1. Auflage 2018
ISBN: 978-3-8248-1230-1
eISBN: 978-3-8248-9934-0

Mollweg 2, D-65510 Idstein
Vertretungsberechtigte Geschäftsführer:
Dr. Ullrich Schulz-Kirchner, Nicole Eitel
Zeichnungen im Innenteil: Christian Schönefeldt
Fotos im Innenteil: Autorenarchiv
Titelfoto: © kras99 - Fotolia
Fachlektorat: Dr. Ulla Beushausen
Lektorat: Doris Zimmermann, unter Mitarbeit von Alina Sonntag
Umschlagentwurf und Layout: Petra Jeck
Druck und Bindung:
TZ Verlag & Print GmbH, Bruchwiesenweg 19, 64380 Roßdorf
Printed in Germany

Inhalt

Vorwort

Die Amyotrophe Lateralsklerose ist eine behandelbare Erkrankung; allerdings sind die pharmakologischen Möglichkeiten derzeit auf eine Reduktion der Progressionsgeschwindigkeit reduziert.

Es ist in den zurückliegenden Jahrzehnten erkannt worden, dass eine symptomatische Therapie einen wesentlichen Einfluss auf die Lebensqualität und Lebenserwartung der Patienten hat. Daher ist es äußerst begrüßenswert, dass die Autoren sich entschlossen haben, in diesem Buch die Möglichkeiten und Grenzen logopädischer Therapie bei der ALS zu beschreiben. Ein solches Buch ist gerade in einer Zeit wichtig, in der die verschiedenen diagnostischen und therapeutischen Gruppen im Krankenhaus aufgrund der zunehmenden Arbeitsverdichtung auseinander zu driften scheinen und nicht mehr so gut kommunizieren können wie früher.

Die Autoren kommen aus der Praxis, kennen in detaillierter Weise die Probleme dieser Patientengruppe und wissen, dass auch kleine Fortschritte von den Patienten gern entgegengenommen werden.

Ich freue mich persönlich, dass damit in einem weiteren kleinen Schritt die Zeiten des therapeutischen Nihilismus bei der ALS-Erkrankung überwunden werden, und wünsche dem Buch einen großen Erfolg und Einfluss bei der zukünftigen Leserschaft.

Prof. Dr. med. A. C. Ludolph

Dank der Autoren

Das vorliegende ALS Praxisbuch ist Resultat unserer langjährigen, über weite Strecken gemeinsamen Tätigkeit an den Universitäts- und Rehabilitationskliniken Ulm (RKU) und der Ambulanz für neurogene Dysphagie der neurologischen Universitätsklinik Ulm. Der stetige, sich gegenseitig bereichernde Austausch zwischen Therapeuten, Ärzten und Wissenschaftlern in dieser Einrichtung war eine wesentliche Voraussetzung für die Entstehung dieses Buches.

Unser besonderer Dank gilt

- Unseren Patienten, die uns motiviert haben, ihre und unsere Erfahrungen in diesem Buch zu veröffentlichen und die uns auch in schwierigen Situationen im Krankheitsverlauf ihr wertvolles Vertrauen geschenkt haben.
- Prof. Dr. Albert Ludolph, dem die Erkrankung seit Jahrzehnten besonders am Herzen liegt und der an seiner Klinik ein Umfeld geschaffen hat, durch das dieses Buch überhaupt möglich wurde.
- PD Dr. Johannes Dorst, der uns immer mit seiner wertvollen Erfahrung und wissenschaftlichen Expertise zur Seite gestanden hat.
- Unseren Kollegen im interdisziplinären Team, auf deren Erfahrungsschatz wir zugreifen durften.
- Denjenigen, die sich für Fotos zur Verfügung gestellt haben.
- Christian Schönefeldt für das Zeichnen der Abbildungen.
- Dem Schulz-Kirchner Verlag für die vertrauensvolle Initiative zu diesem Buch und die gute Zusammenarbeit.
- Unseren Familien für ihre Geduld während dieses (frei-)zeitintensiven Projektes.

Beate Lindner-Pfleghar, Falk Schradt, Patrick Weydt

Einleitung

Die Amyotrophe Lateralsklerose (ALS) ist eine neurodegenerative Erkrankung, die vorwiegend das motorische Nervensystem im Gehirn und im Rückenmark betrifft und zu fortschreitenden Muskelschwächen (Paresen) und Muskelabbau (Atrophien) führt.

Da es gegenwärtig keine wirksamen kurativen Therapien gibt, steht die Symptomlinderung ganz im Mittelpunkt der therapeutischen Bestrebungen. Die logopädische Therapie hat dabei einen besonders hohen Stellenwert, da sie gleich drei wichtige Funktionsbereiche betrifft, die bei der ALS Lebensqualität und Überleben bestimmen: Atmung, Ernährung und Kommunikation.

Das Lebenszeitrisiko an ALS zu erkranken liegt bei 1:400. Damit ist die Erkrankung die häufigste und mit einer durchschnittlichen Lebenserwartung von etwa zwei bis fünf Jahren auch die prognostisch ungünstigste Motoneuronerkrankung des Erwachsenenalters. Die Inzidenz (Zahl der Neuerkrankungen pro Jahr in einer Bevölkerung) liegt in Deutschland bei 3,1 pro 100.000 Einwohner, während die Prävalenz (Zahl der Erkrankten pro 100 000 in der Bevölkerung zu einem gegebenen Zeitpunkt) bei 8 pro 100 000 liegt (Rosenbohm et al., 2017). In Deutschland leben demnach zurzeit etwa 6.000–8.000 Patienten mit der Erkrankung. Der Altersgipfel der Erkrankung liegt zwischen dem 50. und 80. Lebensjahr, Männer sind etwas häufiger betroffen als Frauen. Die Analyse der aktuellen Erhebungen lässt einen Anstieg der ALS-Häufigkeit in den kommenden Jahrzehnten erwarten (Rosenbohm et al., 2017).

Ursachen und auslösende Faktoren der ALS sind nach wie vor weitgehend ungeklärt. Man unterscheidet eine sporadische (etwa 95 % der Fälle) von einer familiären (etwa 5 % der Fälle) Form, bei der eine eindeutige Erblichkeit vorliegt, ohne dass jedoch immer die zugrunde liegende Mutation bekannt ist (Rosenbohm et al., 2017). Durch die raschen Fortschritte der Grundlagenforschung werden immer mehr Genmutationen und Erbgänge identifiziert, die eine familiäre ALS verursachen können (Hübers et al., 2013).

Im Krankheitsverlauf einer ALS tritt durch eine Beteiligung der Schlundmuskulatur bei nahezu allen Patienten früher oder später eine Sprechstörung (Dysarthrie) und/oder eine Schluckstörung (Dysphagie) auf. Bei etwa 30 % der Patienten sind dies die Erstsymptome und man spricht von einem primär bulbären Verlauf.

Ziel der logopädischen Therapie ist es, die Betroffenen in den verschiedenen Krankheitsstadien zu begleiten, zu beraten und mit dem Ziel einer größtmöglichen Lebensqualität und -teilhabe zu unterstützen. Hierbei liegt der Schwerpunkt naturgemäß auf adaptierenden und kompensatorischen Verfahren. Restituierende Maßnahmen kommen nur ausnahmsweise, z. B. bei ungewöhnlich langsamen Verläufen, zum Einsatz.

Angepasst an den jeweiligen Krankheitsverlauf wird in den Bereichen Atmung, Stimme und Artikulation, Unterstützte Kommunikation und Ernährung gearbeitet. Da Mangelernährung bei ALS einen unabhängigen, prognostisch ungünstigen Faktor darstellt (Dupuis et al., 2011), kommt der Behandlung der Dysphagie und dem damit verbundenen Ernährungsmanagement ein besonders hoher Stellenwert zu (Kühnlein et al., 2008). Psychosoziale Aspekte, der individuelle Umgang mit der Erkrankung sowie die persönlichen Wertvorstellungen und Lebensentwürfe haben zu jeder Zeit für alle beteiligten Seiten Einfluss auf therapeutische Entscheidungen. Dies stellt an Therapeuten und Angehörige besondere Anforderungen. Führendes Behandlungsziel ist der Erhalt größtmöglicher Autonomie und Teilhabe durch einen rechtzeitigen und gezielten Einsatz von Techniken, Kompensationsstrategien und Hilfsmitteln. Im „Tandem" müssen Therapeut und behandelnder Arzt über die Möglichkeiten und Grenzen therapeutischer Optionen aufklären. Ziel ist es, trotz Fortschreiten der Erkrankung unter professioneller Begleitung so lang wie möglich ein Höchstmaß an Autonomie und Lebensqualität zu bewahren. Dazu müssen alle Beteiligten die Krankheit, die individuelle Symptomatik sowie die ethischen Vorstellungen und Lebensentwürfe der Betroffenen gut kennen. Nur so kann man zeitgerecht und angemessen auf die Veränderungen im Krankheitsverlauf reagieren und die Betroffenen würdevoll begleiten. Hierzu soll dieses Buch einen Beitrag leisten.

1 Das Krankheitsbild der ALS

Der Begriff Amyotrophe Lateralsklerose, im allgemeinen Sprachgebrauch meist abgekürzt zu ALS, wurde formal erstmals 1869 zur Beschreibung „einer Erkrankung, bestehend aus einer obligatorischen Kombination einer Erkrankung der grauen Substanz des Rückenmarks und einer primären symmetrischen Sklerose der Seitenstränge“ von dem französischen Neurologen Jean-Martin Charcot in die Medizin eingeführt. Daher wird die ALS gelegentlich auch als Charcot-Krankheit bezeichnet. Der in den USA sehr bekannte deutschstämmige New Yorker Baseballspieler Lou Gehrig (1903–1941) erkrankte 1939 an ALS. Seitdem ist die Erkrankung im amerikanischen Sprachraum auch als „Lou-Gehrig-Disease“ (Lou-Gehrig-Krankheit) bekannt. Im Sommer 2012 ist ALS durch die weltweite Ice-Bucket-Challenge vorübergehend verstärkt in das Bewusstsein der Öffentlichkeit gerückt worden.

1.1 Definitionen

Die ALS ist eine progrediente neurologische Erkrankung, die durch zunehmende Paresen (Lähmungen) aufgrund einer Degeneration der Motoneurone des motorischen Kortex (1. Motoneuron) sowie des Hirnstamms und des Rückenmarks (2. Motoneuron) gekennzeichnet ist. Motoneurone (auch motorische Nervenzellen, motorische Neurone genannt) sind hochspezialisierte Nervenzellen, die Bewegungsinformationen vom Gehirn zu den Muskeln übertragen. Wie alle Nervenzellen des Gehirns bestehen sie aus einem Zellkörper und Fortsätzen, von denen das Axon (Achsenzylinder) die elektrischen Impulse auf nachgeschaltete Nervenzellen (bzw. die innervierte Muskelfaser) überträgt. Aufgrund der anatomischen Verteilung sind die Axone der Motoneurone oft ungewöhnlich lang – beim erwachsenen Menschen teilweise über 100 cm.

Durch den Ausfall und Verlust der Motoneurone lassen sich im Prinzip alle spezifischen Symptome der ALS direkt oder indirekt erklären. Je nach Symptom spricht man von Zeichen des 1. Motoneurons (Tonuserhöhung, Reflexsteigerung, Spastik) oder Zeichen des 2. Motoneurons (Muskelatrophie, Schwäche). Der Fachbegriff „amyotroph“ bezeichnet den Abbau der Muskulatur durch die Degeneration der Vorderhornzellen, welche wiederum zu einer Schwäche der betroffenen Muskeln und zu sichtbaren Faszikulationen (s. u.) führt. „Lateralsklerose“ bezeichnet die „Vernarbung" des lateralen und anterioren kortikospinalen Traktes durch die Degeneration der Motoneurone und deren Ersatz durch Gliazellen (Kiernan et al., 2011).

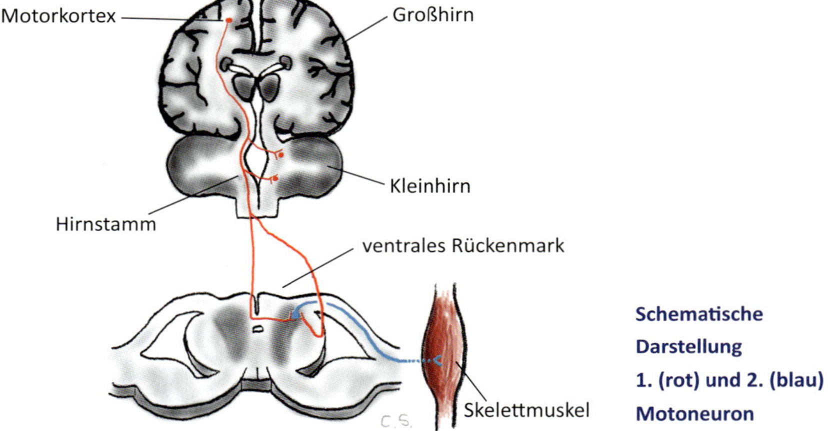

Schematische Darstellung 1. (rot) und 2. (blau) Motoneuron

1.2 Pathogenese und Genetik

Ätiologisch wird die ALS in die zwei Formen sporadisch (= nicht erblich, 95 %) und familiär (= erblich, 5 %) eingeteilt. Die komplexen, teils noch unverstandenen Mechanismen der ALS-Pathogenese reichen von Mutationen verschiedener Gene (SOD1, C9ORF72, TARDBP-43, FUS, TBK1 u. v. a.), mitochondrialer Dysfunktion, Neuroinflammation, Fehlfaltungen mit der Folge der Proteinaggregation, oxidativem Stress, Glutamat-induzierter Exzitotoxizität bis hin zu Umweltfaktoren (Hübers et al., 2016; Ludolph et al., 2012; Turner et al., 2013).

Bei der sporadischen ALS geht man davon aus, dass mehrere dieser Mechanismen zusammenwirken und in eine gemeinsame Endstrecke des selektiven Untergangs von Motoneuronen münden.

Bislang ist es leider nur gelungen die Glutamat-Toxizität pharmakologisch zu beeinflussen. Riluzol ist das einzige in Europa zugelassene Medikament, das nachweislich das Überleben von ALS-Patienten verlängert. Dieser Effekt wird seiner antiglutamatergenen Wirkung zugeschrieben. Riluzol hat ein gut verträgliches Nebenwirkungsprofil und der therapeutische Effekt hat sich in mehreren unabhängigen Studien bestätigt, ist allerdings nicht sehr ausgeprägt (Ludolph, 2013).

Die familiären Formen nehmen trotz ihrer relativen Seltenheit einen besonderen Stellenwert ein, da sie bei der Erforschung der ALS wichtige Fortschritte ermöglicht haben. Monogenetische Formen, also Formen, die sich auf eine einzige Mutation zurückführen lassen, stellen bislang die einzige Variante dar, bei der die Ursache der Erkrankung eindeutig aufgeklärt ist. Von familiärer ALS spricht man, wenn bei mindestens einem Verwandten ersten Grades eine ALS vorliegt.

Darüber hinaus werfen die familiären Fälle auch konkrete ethische Fragestellungen auf. Durch molekulargenetische Untersuchungen ist es oft prinzipiell möglich, auch gesunde Personen auf das Vorliegen von ALS-verursachenden Mutationen zu untersuchen. Diese sogenannte prädiktive Diagnostik ist allerdings sehr problematisch, da sich für die betroffenen Mutationsträger keine klaren Behandlungs- oder Vorbeugemöglichkeiten ergeben (Hübers et al., 2013; Weydt, 2017; Weydt et al., 2013).

1.3 Klinik

Erstsymptom der ALS ist fast immer Ausdruck einer Muskelschwäche. Man unterscheidet zwischen einer spinalen (Beginn der Paresen an den Extremitäten oder der Rumpfmuskulatur, ca. 2/3 der Fälle) und einer bulbären (Beginn der Paresen im Bereich der Sprech- und Schluckmuskulatur, ca. 1/3 der Fälle) Verlaufsform, wobei Letztere eine ungünstigere Prognose aufweist. Im weiteren Krankheitsverlauf werden jedoch unabhängig vom Ausgangsort der Erstmanifestation sämtliche willkürlich innervierten Muskelgruppen mit Ausnahme der Schließmuskeln (Sphinkteren) erfasst. Die Okkulomotorik kann in sehr spätem Stadium betroffen sein, insbesondere bei langer Überlebensdauer durch invasive Beatmung. Charakteristisch ist, dass die Ausbreitung der Symptome von einem fokalen Ausgangspunkt aus anatomischen Kontinuitäten folgt (Ravits, 2014). Ist z. B. zuerst der linke Fuß betroffen, wird die Erkrankung vorhersehbar als Nächstes auf die linke Hand oder das rechte Bein übergreifen, die rechte Hand aber eher später betroffen sein. Die Grundlage dieser bemerkenswert robusten Regelmäßigkeit ist Gegenstand vielversprechender Forschungen. Während sich die Geschwindigkeit der Ausbreitung genauso wenig wie der zeitliche Verlauf genau vorhersagen lassen, bestätigt sich immer wieder, dass das Fortschreiten der ALS im Krankheitsverlauf recht konstant bleibt. D. h., langsame Verläufe bleiben langsam und schnelle Verläufe bleiben schnell, Schübe (aber auch Remissionen) sind bei der ALS nicht zu erwarten.

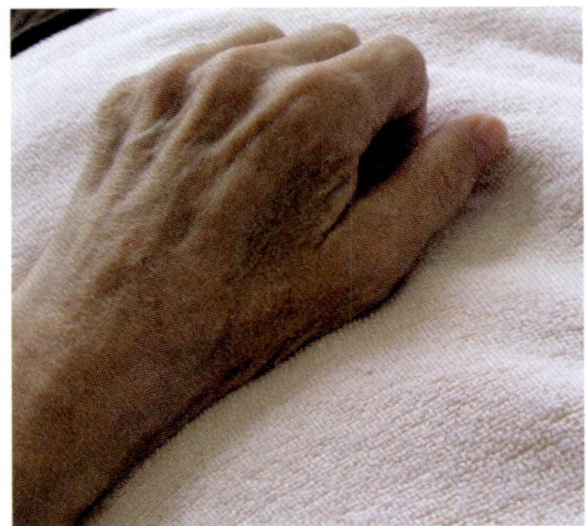

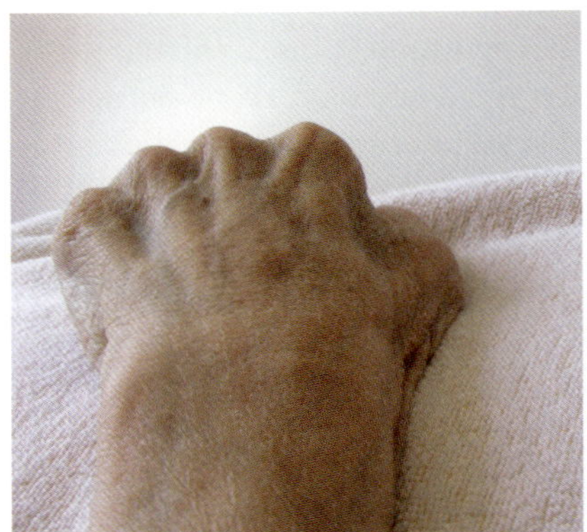

Atrophie der kleinen Handmuskeln

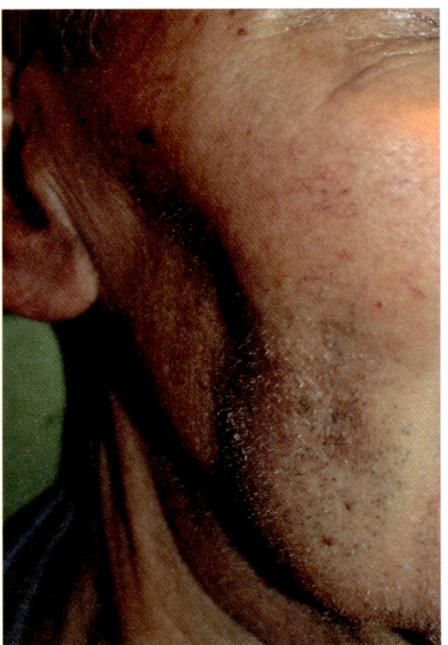

Atrophierter M. masseter

Neben den Paresen und Atrophien sind unwillkürliche leichte Muskelzuckungen, sogenannte Faszikulationen, ein häufiges und charakteristisches Symptom. Es ist jedoch wichtig, zu betonen, dass Faszikulationen alleine keinen Krankheitswert haben, auch wenn sie gerade Personen, die mit ALS-Symptomen vertraut sind, stark beunruhigen können. Weiterhin sind Muskelkrämpfe und ein spastisch erhöhter Muskeltonus möglich. In der Folge können auch Schmerzen durch sekundäre Veränderungen des Stütz- und Bewegungsapparates wie Arthrosen und Kontrakturen auftreten. In der Terminalphase der ALS kommt es durch eine zunehmende Beeinträchtigung der Atemmuskulatur zu einer Minderbelüftung der Lunge und dadurch zu einer Kohlendioxidnarkose, die dann lebensbegrenzend ist (Kurian et al., 2009; Neudert et al., 2001; Spataro et al., 2010). 50 % der Betroffenen versterben nach drei Jahren, weitere 40 % nach 5 Jahren und nur 10 % leben noch 10–20 Jahre nach Beginn der ersten Symptome (Hübers et al., 2016).

Für eine formale Diagnosestellung richtet sich die Medizin heute nach den mehrfach revidierten El-Escorial-Kriterien (Ludolph et al., 2015), wonach aktuell eine Manifestation von Schädigungszeichen des 1. und 2. Motoneurons in einer Ebene gefordert wird.

Neben der klassischen ALS werden in dieser aktuellen El-Escorial-Klassifikation vier Varianten (oder Unterformen) unterschieden, die zuvor als eigenständige Krankheitsentitäten aufgefasst wurden (Ludolph et al., 2015):

1. **Progressive Bulbärparalyse**: Sie ist dadurch gekennzeichnet, dass die Schädigung des 1. und 2. Motoneurons auf die bulbäre Muskulatur beschränkt bleibt.
2. **Flail-arm-Syndrom** bzw. **Flail-leg-Syndrom**: Hier zeigt sich eine deutlich betonte oder ausschließliche Schädigung des 2. Motoneurons, die klinisch initial als asymmetrische, periphere Paresen der Arme bzw. Beine imponiert.
3. **Progressive Muskelatrophie**: Ähnlich wie bei dem Flail-arm- bzw. Flail-leg-Syndrom ist hier ausschließlich das 2. Motoneuron geschädigt, der Verlauf ist generalisiert und vergleichsweise rasch progredient.
4. **Primäre Lateralsklerose (PLS)**: Die PLS ist durch eine weitgehend isolierte Schädigung des 1. Motoneurons gekennzeichnet.

Die entscheidenden Informationen für die Diagnosestellung ergeben sich meist aus der Anamnese und der neurologischen Untersuchung, oft in Kombination mit elektrophysiologischen Untersuchungen (insbesondere die Elektromyographie/EMG). Naturgemäß ist dies in der Anfangsphase schwieriger als in fortgeschrittenen Stadien.

Für die standardisierte Statusbeurteilung und Verlaufsbeobachtung besonders im Rahmen von Therapie- und Beobachtungsstudien hat sich die „Revised ALS Functional Rating Scale" (ALSFRS-R) bewährt (Cedarbaum et al., 1999). Diese Skala ermöglicht es, mit 12 einfachen Fragen die motorischen Beeinträchtigungen des Patienten abzuschätzen und mit einem Punktwert von 0–48 zu dokumentieren. Dabei werden 12 Items aus den Bereichen der bulbären Symptome (Sprache, Speichelfluss und Schlucken), Feinmotorik (Handschrift, Essen schneiden, Ankleiden, Körperpflege), Grobmotorik (Drehen im Bett, Gehen, Treppensteigen) sowie der Atmung (Kurzatmigkeit, Heimbeatmung) mit jeweils 0 (keine Funktion) bis 4 (volle Funktion) Punkten bewertet (siehe Anhang *ALS-FRS*).

Die ALS galt historisch als eine Erkrankung, die sich auf das motorische System beschränkt. Mittlerweile weiß man, dass insbesondere in späteren Stadien auch viele andere Systeme, wie z. B. das sensorische und das autonome Nervensystem, sowie die Kognition betroffen sein können (Hübers et al., 2016). Letztere können u. a. Störungen des planerischen Denkens, der Urteilsfähigkeit, der Aufmerksamkeit, des Arbeitsgedächtnisses und der emotionalen Kontrolle umfassen. Leichte kognitive Einschränkungen mit geringen Störungen der Exekutivfunktionen finden sich bei den meisten ALS-Patienten. Ein kleiner Teil (5 %) der Patienten zeigt höhergradige kognitive Einschränkungen bis hin zur sogenannten frontotemporalen Demenz (FTD) (Hübers et al., 2016).

Die FTD ist nach der Alzheimer Erkrankung die zweithäufigste Demenzform. Ihre Prävalenz entspricht der Alzheimer-Demenz bei Patienten unter 65 Jahren (Rosso et al., 2003). Im Gegensatz zur Alzheimer-Demenz ist die FTD vorwiegend durch Defizite in der Sprache, des Verhaltens und des Antriebs gekennzeichnet, während die Gedächtnisfunktionen weniger prominent beeinträchtigt sind. Die FTD kommt auch ohne gleichzeitiges Vorhandensein einer ALS vor, und die pathogenetische Verknüpfung beider Erkrankungen ist erst seit einigen Jahren gesichert. Psychiatrische Symptome wie Depression und Angststörungen treten im Zuge der ALS gehäuft auf, wobei die Häufigkeit von Depressionen jedoch nicht höher ist als bei anderen chronischen Erkrankungen (Lulé et al., 2013).

2 Grundsätzliche Überlegungen zur Behandlung einer progredienten Erkrankung am Beispiel ALS

Trotz ermutigender Fortschritte bei der Erforschung der Ursachen und der Entwicklung von vielversprechenden Therapieansätzen bleibt die ALS bislang eine unheilbare und tödlich verlaufende Erkrankung. Dies stellt besondere Anforderungen an die therapeutische Zielsetzung von Behandlungsstrategien. Es ist daher gut nachvollziehbar, dass die ALS neben den Krebserkrankungen oft als die paradigmatische palliativmedizinische Erkrankung schlechthin wahrgenommen wird. Viele Entwicklungen der Palliativmedizin haben ihren Ausgang bei der Versorgung von ALS-Patienten genommen.

Drei der vier zentralen Domänen der palliativmedizinischen Versorgung bei ALS stehen auch im Zentrum der logopädischen Therapie:

1. **Kommunikation**
2. **Ernährung**
3. **Atmung**

Die vierte Domäne, **Mobilität**, ist zwar für den Patienten von großer Bedeutung, wirkt sich aber nur indirekt auf die logopädische Betreuung aus. Ebenso können kognitive Einschränkungen, wie sie für die ALS-FTD typisch sind, die logopädische Therapie erschweren.

Die Kommunikation ist bei ALS im Krankheitsverlauf regelhaft schwer beeinträchtigt. Der Erhalt der Kommunikationsfähigkeit wiederum steht in direktem Zusammenhang mit dem Erleben von Autonomie und Lebensqualität. So lässt sich nachvollziehen, dass der Behandlung einer (fortschreitenden) Dysarthrie inklusive der Ermöglichung unterstützter Kommunikation eine besondere Bedeutung zukommt.

Die Bereiche Ernährung und Atmung wiederum stehen in unmittelbarem Zusammenhang mit der bei dieser Erkrankung sehr häufig auftretenden Schluckstörung (Dysphagie). Deren Behandlung ist ebenfalls in den vergangenen Jahren zunehmend dem Aufgabengebiet der Logopädie zugefallen, wobei nach wie vor in vielen Zentren auch spezialisierte Ergotherapeuten Dysphagien behandeln.

Ziel ist es, trotz bestehender und fortschreitender Beeinträchtigungen eine ausreichende und sichere Ernährung zu ermöglichen. Die Dysphagietherapie bei ALS nimmt daher aufgrund ihrer großen Bedeutung sowohl für die Lebensqualität als auch für das Überleben der Patienten eine oft unterschätzte zentrale Stellung ein (Kühnlein et al., 2008).

Die drei genannten Bereiche sind eng miteinander verknüpft. Ihre Inhalte und Methoden greifen im Rahmen der logopädischen Therapie ineinander und bedingen sich gegenseitig. Darüber hinaus ist gerade hier die interdisziplinäre Zusammenarbeit mit behandelnden Ärzten und benachbarten therapeutischen Disziplinen wie Atem-, Ergo- und Physiotherapeuten von großer Wichtigkeit. Dies gilt nicht nur im Hinblick auf die medizinisch-therapeutische Versorgung der Betroffenen, sondern auch im Hinblick auf das psychische Wohlbefinden und Erleben dieser Patientengruppe.

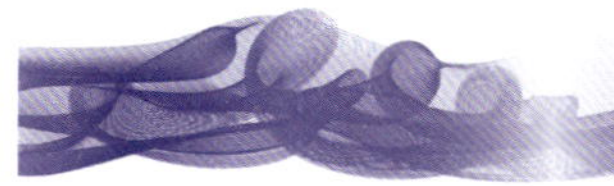

EXKURS Lebensqualität bei ALS

In der Diskussion um lebensverlängernde Maßnahmen für unheilbar Kranke stellt sich häufig die Frage nach Lebensqualität und Stimmungslage der Betroffenen. Es liegt nahe zu vermuten, dass Patienten mit ALS aufgrund der Schwere ihrer physischen Einschränkungen ihre Lebensqualität schlechter einschätzen als Gesunde und auch eher zu Depressionen neigen könnten. Aus der Position des Gesunden heraus wird ein Leben mit unheilbarer, schwerer Krankheit, der damit verbundenen Hilfsbedürftigkeit und dem Angewiesensein auf lebenserhaltende Apparate vielfach als nicht mehr lebenswert bewertet. Nicht selten stellen diese Aspekte die zentralen Motivationen und Inhalte von Patientenverfügungen dar.

Die Arbeitsgruppe um Lulé und Ludolph konnte zeigen, dass sich, auch wenn es überrascht, ALS-Patienten weder in Bezug auf das Maß der subjektiv empfundenen Lebensqualität noch hinsichtlich der Depressionsrate von der gesunden Kontrollgruppe messbar unterscheiden (Lulé et al., 2008). Lebensqualität und Stimmungslage von Patienten mit ALS hängen in hohem Maße von erfolgreichen Anpassungsstrategien an die Erkrankung ab. Im Krankheitsverlauf mit zunehmender physischer Einschränkung rückten dabei insbesondere bei der Gruppe der schwer betroffenen Patienten soziale Aspekte, die Fähigkeit zu kommunizieren sowie die Qualität der medizinischen Betreuung als entscheidende Faktoren in den Vordergrund. Diese Untergruppe gab trotz ihrer starken physischen Einschränkungen eine bemerkenswert hohe Lebensqualität an. Die Angst vor Autonomie- und Kontrollverlust sowie vor sozialer Isolation durch fehlende Mobilität und erschwerte Kommunikation nimmt zudem maßgeblich Einfluss auf die Entscheidungsfindung hinsichtlich lebensverlängernder Maßnahmen in späteren Krankheitsstadien.

Diese Untersuchungsergebnisse unterstreichen die Notwendigkeit einer hochqualifizierten interdisziplinären palliativmedizinischen Betreuung dieser Patientengruppe. Dabei ist besonders bemerkenswert, dass die Lebensqualität von ALS-Patienten von Angehörigen niedriger eingeschätzt wird als von den Patienten selbst (Lulé et al., 2013) und dass die korrekte Einschätzung der Lebensqualität „von außen" stark von der Erfahrung der behandelnden Ärzte und Therapeuten im Umgang mit ALS-Patienten abhängt (Aho-Özhan et al., 2017). Vor diesem Hintergrund werden im Folgenden auch allgemeine medizinethische Aspekte der Versorgung von ALS-Patienten erörtert.

2.1 Medizinethische Aspekte der ALS

Die Medizin orientiert sich an den 4 medizinethischen Prinzipien nach Beauchamp und Childress (Beauchamp & Childress, 2013):

1. **Autonomie**
2. **Fürsorge**
3. **Schadensvermeidung**
4. **Gerechtigkeit**

Sie haben in der Palliativmedizin seit Langem eine besondere Bedeutung, können aber auch ohne Weiteres auf die funktionstherapeutische Versorgung (hier die Logopädie) übertragen werden, zumal eine enge Verzahnung der therapeutischen Interventionen mit der medizinischen Versorgung im Krankheitsverlauf bei ALS essentiell ist. Auch aus logopädischer Sicht sind in besonderem Maße eine ganzheitliche Sichtweise sowie der unbedingte Respekt vor den Einstellungen und Lebensentwürfen der Betroffenen erforderlich. So minimiert z. B. ein optimales Dysphagiemanagement auf der Basis regelmäßiger klinischer und apparativer Untersuchungen das Risiko für Komplikationen wie Aspirationspneumonie und Mangelernährung (Schadensvermeidung). Eine therapeutische Begleitung auch ohne Aussicht auf Funktionsverbesserung (Gerechtigkeit) kann dem Betroffenen in jedem Krankheitsstadium dazu verhelfen, auf der Basis umfassender Beratung selbstbestimmte Entscheidungen zu treffen (Autonomie). Eine umfassende Aufklärung und Beratung sind die notwendige Basis für freie Entscheidungen auf der Grundlage des eigenen Wertesystems.

Der Begriff „Autonomie" als zentraler Leitgedanke in der medizinisch-therapeutischen Begleitung von ALS-Patienten kann wie folgt definiert werden:

> *„Autonomie ist das Recht und Vermögen des kranken Menschen selbständig zu entscheiden, was mit ihm geschehen soll. Sie erwächst aus den eigenen Wertvorstellungen, basiert auf adäquater Information und ist frei von innerer und äußerer Nötigung“* (M. Peintinger, 2008).

> *„Wenn wir jemandem helfen wollen, müssen wir zunächst herausfinden, wo er steht. Das ist das Geheimnis der Fürsorge. Wenn wir das nicht tun können, ist es eine Illusion zu denken, wir könnten anderen Menschen helfen. Jemandem zu helfen impliziert, dass wir mehr verstehen als er, aber wir müssen zunächst verstehen, was er versteht.“* (Søren Kierkegaard [dänischer Philosoph] in Borasio, 2016b).

Das hohe Maß an Autonomie auf der Basis von adäquater Information und Verständnis einerseits und eine sorgsame professionelle Begleitung zur Schadensvermeidung im Sinne kreativer Fürsorge andererseits sind wesentliche Aspekte der Therapie bei ALS. Essentiell sind darüber hinaus strukturelle Gegebenheiten, die es ermöglichen, therapeutische Maßnahmen wie die Logopädie mit einer entsprechenden medizinischen Betreuung anzubieten. Geschieht dies auf einer partnerschaftlichen Ebene, können therapeutische Prozesse für beide Seiten zielführend und bereichernd sein.

Verschiedene Aspekte bedingen sich hier gegenseitig, was nicht immer auf den ersten Blick durchschaubar ist. Dies kann insbesondere im Bereich der Ernährung anhand der durch die Dysphagie auftretenden Problematik veranschaulicht werden.

Die grundsätzliche Akzeptanz lebensverlängernder Maßnahmen, speziell der enteralen oder parenteralen Ernährung, spielt eine große Rolle bei der Entscheidung, ob bzw. wann die orale Ernährung angepasst oder ganz eingestellt wird. Möglicherweise existieren Patientenverfügungen oder frühere Willensäußerungen, die solche Formen der Ernährung kategorisch ausschließen. Einige Arbeiten haben gezeigt, dass sich Einstellungen im Krankheitsverlauf ändern (Lulé et al., 2013), weshalb ein stetiges Abgleichen und Aktualisieren im Therapieverlauf durch das professionelle Behandlungsteam wichtig sind. Dies ermöglicht eine selbstbestimmte (autonome) Risiko-Abwägung, z. B. bei bewusster Inkaufnahme möglicher Komplikationen zugunsten der Lebensqualität.

Essen und trinken zu können bedeutet auch, an gemeinsamen Mahlzeiten im sozialen Umfeld teilzunehmen. Durch eine zunehmende Beeinträchtigung des Schluckens sind daher auch die Angehörigen in vieler Hinsicht betroffen. Dies beinhaltet nicht nur die besonderen Erfordernisse der Nahrungszubereitung. Ein Partner, der die Aufgabe des „Fütterns" aufopferungsvoll als seinen zentralen Akt der Fürsorge begreift, hat mitunter größeren Einfluss, als den Beteiligten bewusst ist. In manchen Konstellationen verabschieden sich die Angehörigen schwerer von gemeinsamen Mahlzeiten als die Betroffenen selbst. Diese empfinden im Krankheitsverlauf unter Umständen eine partielle oder vollständige Sondenernährung als Entlastung und Erleichterung und somit als Zugewinn an Lebensqualität. Der vorher stundenlange, oft auch angstbesetzte Zeitaufwand für die Aufnahme einer ausreichenden Kalorien- und Flüssigkeitsmenge kann dann vielleicht gemeinsam für andere Aktivitäten genutzt werden. Andere wiederum halten trotz ausgeprägter Schluckstörung lange über das medizinisch empfohlene Maß hinaus am Ritual Essen und Trinken als zentraler Säule ihrer Lebensqualität fest.

Die Prioritäten und Entscheidungen können individuell – abhängig vom familiären und sozialen Umfeld – sehr verschieden sein. Daher sollten auch diese Aspekte in der Beratung und Behandlung eine Rolle spielen. Die Zielsetzungen und Motive aller Beteiligten gilt es zu erfragen, abzugleichen und gegebenenfalls Widersprüche zu erkennen. So können funktionelle, medizinische und ethische Aspekte gleichermaßen berücksichtigt werden, weshalb die Angehörigenarbeit bei der Begleitung von ALS-Patienten einen zentralen Stellenwert hat.

Die an der Behandlung beteiligten Personen und Mitglieder des multiprofessionellen Teams sollen den Betroffenen dazu verhelfen, die bestmögliche Therapie zu erhalten und dabei zu jedem Zeitpunkt „die für sie in ihrer aktuellen Lebenssituation angemessenen Entscheidungen selbst zu treffen" (Borasio, 2016b). Die Teilhabe am sozialen Leben sowie das subjektiv empfundene Maß an Lebensqualität sind dabei, wie oben bereits beschrieben, nicht immer direkt abhängig vom tatsächlichen Ausmaß der körperlichen Beeinträchtigung (Neudert zitiert in Borasio, 2016b).

Der Medizinethiker Siegrist prägte in diesem Zusammenhang den Begriff der „bedingten Gesundheit", der eine zentrale Zielvorgabe in der Begleitung von ALS-Patienten sein kann:

> *„Bedingte Gesundheit ist die Fähigkeit eines Individuums ungeachtet bestehender Beschränkungen und Belastungen relativ autonom zu bleiben"* (Siegrist, 2005).

Peintinger führt diesen Gedanken weiter, indem er sagt:

> *„Mit jedem therapeutischen Geschehnis, das zur Zunahme der Autonomie führt, wird ein konkreter Beitrag zur Gesundheit geleistet, d. h. ein Akt der Heilung geleistet. Daraus ergibt sich, dass auch mit jedem kommunikativen Akt ein Beitrag zur Heilung geleistet werden kann."*
> (Peintinger, 2011)

2.2 Therapeutisches Rollenverständnis

Die Erfahrungsberichte von ALS-Patienten zeigen, dass die klassische Übungsbehandlung mit dem Ziel der funktionellen Verbesserung von Sprech- und Schluckfunktionen in der logopädischen Therapie bei ALS noch weit verbreitet ist. Die angebotenen funktionellen Übungen werden zunächst dankbar angenommen, die Betroffenen wollen handeln, um der Erkrankung etwas entgegenzusetzen: *„Wenn ich hart genug trainiere, kann ich die Symptomatik aufhalten oder verbessern."*

Dieser Ansatz ist angesichts der Progredienz der Erkrankung natürlich nur bedingt umsetzbar und in letzter Konsequenz oft für alle Seiten frustrierend. Nicht selten wird die Therapie aufgrund solcher Enttäuschungen ganz abgebrochen. Die immer wieder von Patienten, aber auch Therapeuten und Ärzten geäußerte

Ansicht: *„Das bringt alles nichts, es wird sowieso schlechter."* ist daher zu kurz gedacht und in gewisser Hinsicht unverantwortlich. Darüber hinaus ist gerade kürzlich die auf klinischer Erfahrung beruhende Vermutung, dass intensives Training dem kranken neuromuskulären Apparat eher schadet als nutzt, dramatisch experimentell bestätigt worden: In zwei unabhängigen Studien führte eine chronische elektrische Stimulation des Diaphragmas („Training") zu einer erheblichen Reduktion der Lebenserwartung der Patienten (Gonzalez-Bermejo et al., 2016; McDermott et al., 2016).

Zielsetzungen, Perspektiven und das therapeutische Rollenverständnis können und sollten an die besondere Situation einer chronisch progredienten Erkrankung angepasst und, wo nötig, neu definiert werden. So können die Behandlung und Begleitung von ALS-Patienten in einem anderen Sinne erfolgreich und zielführend sein. Dies setzt voraus, dass sich der Logopäde bzw. Sprach- oder Schlucktherapeut nicht nur als Übungsanleiter, sondern als partnerschaftlicher therapeutischer Begleiter im Krankheitsverlauf versteht. Einerseits ist es seine Aufgabe, einschränkungs- und phasenspezifische Behandlungsmethoden im Sinne einer funktionellen Therapie aus dem Repertoire der Dysphagie-, Dysarthrie-, Stimm- und Atemtherapie anzubieten, andererseits geht es auch in besonderem Maße darum, die Betroffenen im Krankheitsverlauf als ein Spezialist für die jeweilige Symptomatik zu begleiten. Ein Therapeut, der den Betroffenen in regelmäßigen Abständen sieht, ist auch Vermittler und Bindeglied im Netzwerk der verschiedenen in die Behandlung des Patienten eingebundenen Professionen. Auf der Basis seiner Erfahrung und des Wissens um die Erkrankung kann er durch seine Beobachtungen im Therapieverlauf zeitgerecht weitere Behandlungsoptionen vorschlagen oder vermitteln. Dies kann sowohl der Logopäde als auch der Physio- oder Ergotherapeut sein. In Zusammenarbeit mit dem behandelnden Neurologen ist ebenso die aufmerksame häusliche Pflegekraft gefordert, die z. B. bei zunehmender Beeinträchtigung der Handfunktion die Ergotherapie vermittelt oder bei sich verändernder Dysphagiesymptomatik auf die Möglichkeiten einer logopädischen Behandlung hinweist.

In den letzten Jahren sind mit Einführung der internationalen Klassifikation der Funktionsfähigkeit, Behinderung und Gesundheit (ICF) die Gedanken der Teilhabe und Lebensqualität und die damit verbundenen individuellen Ziele der Betroffenen zu recht in den Vordergrund gerückt. Dennoch ist das Prinzip der funktionellen Übungstherapie zur Verbesserung der „Körperfunktion" noch vielfach in der Arbeitsweise von Therapeuten verankert. Diese ist in erster Linie defizitorientiert: Als Ziele werden Verbesserungen von Funktionen im Sinne einer Beübung funktioneller Störungen definiert. Übungen und Ziele wie z. B. mundmotorische Übungen zur Verbesserung der Zungenkraft, ein Artikulationstraining zur Verbesserung der Lautbildung oder die Verbesserung der Zungenretraktion zur Erleichterung des Bolustransports sind häufig in logopädischen Berichten über ALS-Patienten zu finden. Nur selten werden die Therapieinhalte auf der Ebene der Körperstruktur bewusst als Mittel zum Zweck einer besseren Aktivität und Teilhabe betrachtet. Training und Erfolgskontrolle stehen im Vordergrund.

Bei der Behandlung von Menschen mit chronisch progredienten Erkrankungen wird in besonderem Maße deutlich, wie wesentlich die Aspekte der Teilhabe und Lebensqualität sind und wie nötig ein Umdenken in der Betrachtung funktioneller Ziele und Inhalte ist. Ein Paradigmenwechsel, wie er mit dem ICF-Gedanken konkretisiert wurde, ist speziell für diese Patientengruppe von großer Bedeutung. Die Krankheit wird fortschreiten, funktionell restituierende Übungen werden nicht zielführend sein, ein Therapieerfolg ist auf der Funktionsebene nicht quantitativ messbar. Professionelle Behandlung und Begleitung im Krankheitsverlauf sind auf eine andere Art erfolgreich, nämlich dann, wenn es gelingt, den Aktivitäten- und Teilhabe-Gedanken als explizites Ziel der Behandlung zu definieren und den Fokus auf die Bedürfnisse und Lebensentwürfe der Betroffenen zu richten. Das interdisziplinäre Team, insbesondere das Tandem aus Arzt und Therapeuten (Logopädie, Ergotherapie, Physiotherapie), bietet den Betroffenen und ihren Angehörigen Beratung und Aufklärung über die verfügbaren medizinischen und therapeutischen Behandlungsoptionen.

Ein weiterer wichtiger Therapiebaustein ist der rechtzeitige Einsatz von Hilfsmitteln und Kompensationsstrategien auf der Basis sich verändernder funktioneller Beeinträchtigungen. Diese sind oft schleichend und nicht immer offensichtlich. Das Angebot zum Dialog über den Krankheitsverlauf ist eine weitere wesentliche Säule der Therapie. Veränderungen im Krankheitsverlauf einordnen und zeitnah Behandlungsoptionen anpassen zu können, verleiht den Betroffenen Sicherheit und erleichtert erfahrungsgemäß den Umgang mit einer chronisch progredienten Erkrankung. Hier ist das bereits erwähnte Prinzip der Autonomie zu nennen. Erst wenn beispielsweise die medizinisch-therapeutischen Vor- und Nachteile einer perkutanen endoskopischen Gastrostomie (PEG)-Anlage (ein endoskopisch angelegter künstlicher Zugang von außen in den Magen) ausreichend verstanden und auf der Basis des persönlichen Lebensentwurfes eingeordnet sind, kann die Entscheidung über eine vielleicht im Vorfeld kategorisch abgelehnte lebensverlängernde Maßnahme in Form einer PEG selbstbestimmt fallen. Unter Umständen fällt sie sogar auf der Grundlage von umfassenden Informationen und vertrauensvollem Dialog anders aus als erwartet. Die Aussage eines ALS-Patienten, der sich mit schwerer Dysphagie in der Schluckambulanz vorstellte, illustriert diesen Gedanken sehr gut.

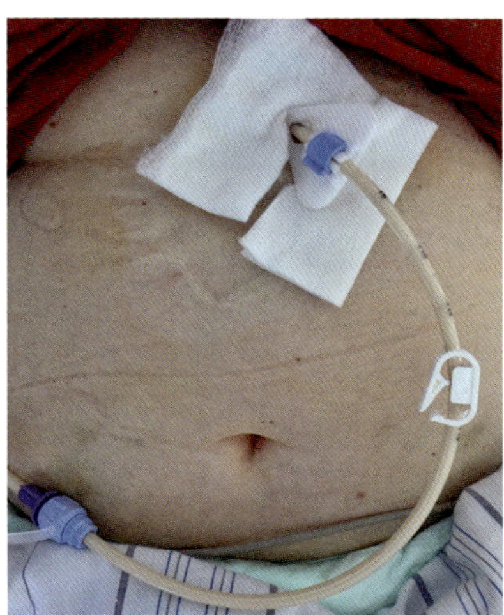

PEG-Anlage

FALLBEISPIEL Herr M.

B

Herr M. lehnte es trotz schwerer Dysphagie mit großem Nachdruck ab, eine PEG-Anlage in Erwägung zu ziehen. Die orale Nahrungsaufnahme war zu diesem Zeitpunkt apparativ als nicht mehr sicher beurteilt. Darüber hinaus verbrachte er einen erheblichen Teil des Tages mit dem Essen, da die einzelnen Mahlzeiten aufgrund der Schluckstörung sehr lange dauerten. Eine ausreichende Kalorien- und Flüssigkeitszufuhr war nicht mehr gewährleistet und er hatte bereits deutlich an Gewicht abgenommen. In zwei aufeinanderfolgenden Sitzungen reflektierte er auf der Basis der logopädischen und ärztlichen Beratungen seine Einstellung und sagte: *„Ich wollte auch nie einen elektrischen Rollstuhl, merke aber jetzt, wie sehr er mir Mobilität und damit Selbstständigkeit ermöglicht. Vielleicht ist es mit der PEG genauso. Ich werde darüber nachdenken."*

Neben dem Dialog und der Aufklärung, die dazu dienen, im Krankheitsverlauf selbstbestimmte Entscheidungen treffen zu können, ist die Einbeziehung der ethischen Konzepte und Lebensentwürfe der Betroffenen wesentlich. Alle Beteiligten (Patient, Therapeut, Arzt, Angehörige) bringen diese in die Behandlung mit ein und nehmen damit bewusst oder unbewusst Einfluss auf die Therapieinhalte und die therapeutische Beziehung. In Kenntnis der gegenseitigen Einstellungen trägt der Dialog mit den Betroffenen wesentlich zum Therapieerfolg bei, da Begründungen und Argumente beim Zustandekommen von Entscheidungen besser verstanden werden. Auch strukturelle Einschränkungen und Beziehungen zu Rechtskodizes spielen eine wesentliche Rolle. Eine hierauf ausgerichtete professionelle Begleitung und Beratung und die stetig an den Krankheitsverlauf angepasste Auswahl therapeutischer Maßnahmen ermöglichen für beide Seiten eine befriedigende und erfolgreiche therapeutische Partnerschaft.

3 Kommunikation

Bei einem Drittel der ALS-Kranken manifestiert sich als Ausdruck einer sogenannten Bulbärsymptomatik bereits initial eine Dysarthrie, d. h. eine „neurologisch erworbene Störung der am Sprechvorgang beteiligten motorischen Prozesse, insbesondere der Prozesse der Ausführung von Sprechbewegungen“ (Definition nach Ziegler & Vogel, 2010, S. 1). Die Fähigkeit, unbewusst, mühelos und perfekt zu sprechen, nimmt zusehends ab. Anders als bei plötzlich auftretenden neurologischen Ursachen wie Schlaganfall oder Schädel-Hirn-Trauma ändern sich persönliche Eigenheiten der Stimme, ihr Klangbild sowie die Art und Weise zu sprechen schleichend, wodurch sich zunächst der kommunikative Ausdruck oder die subjektive Anstrengung beim Sprechen verändert. Später ist dann mit Fortschreiten der Symptomatik die verbale Kommunikationsfähigkeit an sich dramatisch beeinträchtigt bzw. gänzlich aufgehoben.

3.1 Symptomatik der Dysarthrie

Pathophysiologische Grundlage der Dysarthrie bei ALS ist die schlaffe oder spastische Lähmung der an Atmung, Artikulation und Stimme beteiligten Muskulatur: Lippen, Zunge, Gaumensegel, Rachen, Kehlkopf, Zwerchfell und Atemhilfsmuskulatur. Deren Funktion bedingt sich im Sinne eines Regelkreises wechselseitig. In Abhängigkeit vom Krankheitsverlauf kann oft zwischen einer Symptomatik des 1. und 2. Motoneurons unterschieden werden. Diese Einteilung ist zur besseren Einordnung im Hinblick auf Behandlungsoptionen wichtig. In aller Regel tritt im Krankheitsverlauf ein Mischbild auf, je nach Ausprägung mit Tendenz in die eine oder andere Richtung. Der Gebrauch der Fachbegriffe ist in der Praxis leider nicht ganz konsequent und kann zu Verwirrungen führen. Der gesamte Komplex, der sich aus dem Befall der Schlundmuskulatur ergibt, also in erster Linie Dysphagie und Dysarthrie, wird oft unter dem Oberbegriff bulbäre Symptomatik oder Bulbärparalyse zusammengefasst. Die meisten dieser Symptome können entweder einer Schädigung des 1. oder des 2. Motoneurons zugeordnet werden. Dabei werden die Symptome des 1. Motoneurons als Pseudobulbärparalyse bezeichnet, die Symptome des 2. Motoneurons als Bulbärparalyse im engeren Sinn. Typischerweise liegen bei der klassischen ALS Mischformen aus beiden Symptomkomplexen vor.

Meist berichten die Patienten zunächst von diskreten Veränderungen der Stimme und des Sprechens. Eine nachlassende Stimmstärke sowie ein Absinken der mittleren Sprechstimmlage werden typischerweise als erste Symptome einer Bulbärsymptomatik genannt. Andere frühe Symptome sind eine verminderte Artikulationsschärfe nach Sprechbelastung, häufig einhergehend mit einer Verschlechterung im Tagesverlauf, eine zunehmend behauchte oder gepresste Stimmgebung, Hypernasalität und eine zunehmend monotone Sprechweise mit geringerem Tonumfang. Die spastische orofaziale Muskulatur verursacht durch angespannte und zurückgezogene Lippen Probleme beim Lippenschluss und bereitet Schwierigkeiten, bilabiale Laute zu bilden. Schlaffe Lähmungen hingegen sind Ursache für eine reduzierte Lippenspannung. Die Schwäche des weichen Gaumens und der pharyngealen Muskulatur verursacht eine Hypernasalität bei der Artikulation. Durch den aufgehobenen nasopharyngealen Abschluss und den somit verminderten oropharyngealen Luftdruck ist die Verständlichkeit fortschreitend beeinträchtigt. Schlaffe Paresen der laryngealen Muskulatur bewirken eine leise, behauchte, tiefe und wenig modulationsfähige Stimmgebung. Im Vergleich dazu zeigen Patienten mit primärer Affektion des 1. motorischen Neurons (Pseudobulbärparalyse) eher eine gepresste und raue Stimme.

In frühen Krankheitsphasen eines bulbären Verlaufstyps sind auch Veränderungen der Stimme im Sinne einer sekundären Beeinträchtigung zu beobachten, d. h. bevor die laryngeale Muskulatur primär von schlaffer oder spastischer Lähmung betroffen ist. So kann sich bei einer Insuffizienz des Gaumensegels und dem damit verbundenen vermehrten nasalen Luftverlust beim Sprechen eine kompensatorisch gepresste, angestrengte Phonation zeigen: Die Exspiration wird über das Glottisventil kontrolliert, um den nasalen Luftverlust zu kompensieren mit dem Ziel, wie gewohnt kommunikative Sinneinheiten auf einen gleichbleibenden Ausatemstrom ohne Zwischenatmung zu sprechen. Ebenso ist aus diesem Grund durchgehend stimmhafte Artikulation zu beobachten. Darüber hinaus schränkt die je nach Verlaufstyp früher oder später einsetzende respiratorische Insuffizienz Sprechen und Stimme zunehmend ein. Sie führt zu verkürzten Exspirationsphasen mit Überziehen der Atemmittellage und/oder erhöhter Einatemfrequenz. Hierdurch werden auch prosodische Mittel wie Rhythmus und Tonlage beeinflusst.

Tab. 1: Gegenüberstellung der bulbären und pseudobulbären Symptome – bei der klassischen ALS liegen meist Mischbilder vor

Symptome einer *Pseudobulbärparalyse* mit vorwiegend *hypertoner* Symptomatik	Symptome einer *Bulbärparalyse* mit vorwiegend *hypotoner* Symptomatik
inkompletter Mundschluss durch Retraktion der Lippen mit entsprechender Auswirkung auf labiale und labio-dentale Lautbildung	inkompletter Mundschluss durch schlaffe Lippen mit entsprechender Auswirkung auf labiale und labio-dentale Lautbildung
verlangsamte und unscharfe Artikulation durch hypertonen Zungenkörper, zentralisierte Vokale	verwaschene, unscharfe Artikulation durch Hypotonus der Zunge (Schwäche, Atrophie), zentralisierte Vokale
Hypernasalität durch Hypertonus der Gaumenbögen bzw. pharyngeale Tonuserhöhung, erschwerte Verschlussbildung bei Plosiven und Frikativen	Hypernasalität bei schlaffer Lähmung des Gaumensegels, erschwerte Verschlussbildung bei Plosiven und Frikativen
angestrengte, raue, heisere oder gepresste Phonation	kraftlose, eher leise Phonation, Lautstärke und Tonhöhe gering moduliert, Absinken der Sprechstimmlage
Prosodie verlangsamt und monoton	
kurzatmiges Sprechen Überziehen der Atemmittellage, mangelnde Anpassung der Sprechatmung an den nasalen Luftverlust und/oder die Schwäche der Atemmuskulatur	
erhöhte Affektdurchlässigkeit	

3.2 Behandlungsmöglichkeiten und -grenzen

Grundlegend für die Behandlung der Dysarthrie bei ALS ist die Berücksichtigung der Progredienz der Symptomatik. Der fortschreitende Verlauf der Erkrankung erfordert eine stetige Anpassung an die sich verschlechternde Symptomatik und sollte pragmatisch-kommunikativ ausgerichtet sein. Ziel ist die größtmögliche Ausschöpfung der vorhandenen, aber schwindenden Reserven. Defizitorientierte Behandlungsmethoden im Sinne motorischer Bewegungsübungen und isolierter repetitiver Artikulationsübungen sind generell zurückhaltend einzusetzen. Von direkter Übungsbehandlung ist abzusehen (Duffy, 2005 zitiert in

Ziegler & Vogel, 2010). Dieser Grundsatz gilt für alle Unterformen der ALS sowie auch für die verschiedenen Formen der progressiven Muskelatrophien. Artikulationsübungen zielen mittel- bis langfristig auf den Funktionserhalt im Sinne einer Vermeidung eines sekundären Funktionsverlustes durch Nichtgebrauch der Strukturen ab und nicht auf eine Funktionsverbesserung – ob sie allerdings tatsächlich funktionserhaltend wirken, ist derzeit nicht bekannt.

Eine Funktionsverbesserung mit dem Ziel einer Optimierung der Kommunikationsfähigkeit und somit der Teilhabe kann aber als sekundäres Ziel durchaus in einem anderen Sinne genannt werden: Durch den Abbau möglicher Fehlkompensationen oder den Einsatz kompensatorischer Strategien beim Sprechen kann sich die Sprechfähigkeit im Sinne eines effektiveren Nutzens vorhandener Ressourcen verbessern. Artikulatorische Abläufe können bewusst gemacht werden, um im zweiten Schritt die vorhandene Kraft und Motilität möglichst effektiv an der richtigen Stelle zu gebrauchen. Der häufig zu beobachtende kompensatorische Einsatz vermeintlicher Hilfsmuskeln oder Ersatzbewegungen kann so vermieden bzw. abgebaut werden und zu einem ökonomischeren Gebrauch der noch funktionsfähigen Muskeln befähigen. So kann anfangs trotzdem eine Verbesserung der Verständlichkeit/Kommunikationsfähigkeit erzielt werden, ohne dass sich die eigentlichen motorischen Funktionen verbessern.

Das Erleben des generellen Kraft- und Luftverlustes beim Sprechen führt häufig dazu, dass die Betroffenen spontan zu einem überhöhten Krafteinsatz bei der Stimmgebung und Artikulation neigen. Sie sprechen lauter, um besser verstanden zu werden, und artikulieren mit größeren und kraftvolleren Artikulationsbewegungen. Trotz subjektiver Anstrengung zeigen diese Bemühungen keinen positiven Effekt auf Verständlichkeit oder Stimmqualität. In der klinischen Erfahrung ist häufig zu beobachten, dass vergleichsweise gering betroffene Muskelgruppen kompensatorisch überaktiviert werden: z. B. im Hals-/Schulterbereich durch Grimassieren oder sehr große Kieferöffnungsweite (KÖW) beim Sprechen oder bei überhöhter Lautstärke zur vermeintlichen Erhöhung der Verständlichkeit. Diese Fehlkompensationen haben teilweise einen paradoxen Effekt im Sinne einer Verschlechterung der Verständlichkeit. Zudem führen sie oft sekundär zu einem vorzeitigen Kraftverlust beim Sprechen und einem hohen Maß an subjektiver Anstrengung. Dies gilt es bewusst zu machen und abzubauen. Häufig berichten Patienten in diesem Zusammenhang, dass im Laufe der logopädischen Therapie die Artikulation nicht unbedingt verbessert werden konnte, die Anstrengung beim Sprechen aber nachgelassen habe.

Effektiv sind zum Beispiel Erläuterungen zur Lautbildung/Phonetik, die mit Wahrnehmungsübungen verbunden werden, bei denen man spürt, wie viel Kraft und Bewegungsamplitude für die Zielfunktion benötigt wird (z. B. Verringerung der Artikulationswege durch Korrektur der Kieferöffnungsweite, Artikulation von Plosivlauten oder Frikativen). Fehlkompensationen können so abgebaut werden, und die Lautbildung kann ökonomisch ohne den übermäßigen Krafteinsatz und vorzeitigen Kraftverlust erfolgen. Dies gelingt z. B., wenn statt kraftvoller Stauübungen, wie sie in der Artikulationstherapie oder der Therapie bei Rhinophonie angewandt werden, der lockere Kontakt der Artikulatoren bei Plosiven und Frikativen mit Einsatz der gerade eben notwendigen Kraft eingeübt wird. Gleichzeitig kann so auch ein übermäßiger Luftverlust durch die Nase beim Sprechen im Rahmen einer beginnenden Gaumensegelinsuffizienz besser kompensiert werden. Durch den forcierten Krafteinsatz bei Plosivlauten kommt es nämlich oft zu einem noch stärkeren nasalen Luftverlust – der Ziellaut ist nicht mehr erkennbar, die Verständlichkeit leidet massiv. Ein dosierter Krafteinsatz hingegen verbessert die orale Luftstromlenkung, der Ziellaut wird für den Zuhörer besser erkennbar und die Verständlichkeit erhöht. Ebenso kann der Einsatz eines Nasenventils oder einer Nasenklammer hilfreich sein. So kann häufig eine positive Auswirkung auf die Atem-Sprechphasen beobachtet werden. Es sind Effekte wie weniger Sprechen auf Restluft (Überziehen der Atemmittellage), eine mühelosere Stimmgebung und stabilere Artikulation bis zum Phrasenende. Derartige Beobachtungen sind bisher nicht durch Studien objektiviert, sondern fußen überwiegend auf klinischen Erfahrungen.

Eine unterstützende Methode, um den nasalen Luftverlust beim Sprechen zu verringern, ist der Einsatz eines Nasalanzventils („Nasal speaking Valve", NSV). Mikamo und Kollegen konnten eine signifikante Verbesserung der Verständlichkeit von Patienten mit schlaffer Dysarthrie und Gaumensegelparese durch Einsatz des NSV zeigen (Mikamo et al., 2015). Das in die Nasenlöcher eingesetzte Ventil ermöglicht die Einatmung über die Nase, verschließt sich bei der Exspiration und ermöglicht so die orale Luftstromlenkung beim Sprechen, ohne dass übermäßig Luft durch die Nase entweicht. Kurzfristig kann der gleiche Effekt auch über das Zuhalten der Nase beim Sprechen oder das Aufsetzen einer Nasenklammer, wie sie von Schwimmern benutzt wird, erzielt werden. Der Einsatz einer individuell angefertigten Gaumensegelprothese ist bei der häufig raschen Progredienz der Symptomatik eher zurückhaltend zu bewerten. Die Herstellung ist aufwendig und die Verträglichkeit in Anbetracht des oftmals übersteigerten Würgreflexes bei ALS erfahrungsgemäß gering.

Eine Bulbärsymptomatik mündet im späteren Krankheitsverlauf regelhaft in eine Anarthrie, die vollständige Unfähigkeit sich zu artikulieren. Zu diesem Zeitpunkt ist dann meist auch eine nahezu komplette Zungenparese zu beobachten. Mit fortschreitender Dysarthrie, spätestens aber, wenn es subjektiv Mühe bereitet, sich verständlich zu machen, sollte der Einsatz alternativer Kommunikationshilfen empfohlen werden. Insbesondere bei schnellen Krankheitsverläufen sollte diese Option frühzeitig bedacht und angesprochen werden, um den bestmöglichen Erhalt der Kommunikationsfähigkeit zu gewährleisten (siehe Kapitel 3.3.3 *Unterstützte Kommunikation*).

In der frühen logopädischen Behandlung bei beginnender Bulbärsymptomatik ist es erfahrungsgemäß sinnvoll, den möglichst funktionellen Gebrauch der Stimme zu erarbeiten. Hier kann die Förderung der Eigenwahrnehmung hinsichtlich der Prosodie (Rhythmus, Sprachmelodie, Tonhöhendifferenzierung und Lautstärke) für den Erhalt der Natürlichkeit des Sprechens wichtig sein. Ist die Stimme eher schwach und die Intonation monoton, können Betonungsübungen und Übungen zur gezielten Lautstärkevariation auf der Basis eines ökonomischen Atemeinsatzes zur Anwendung kommen. Bei gepresster Stimmgebung sind eher entspannende Stimmübungen angezeigt. In beiden Fällen ist wie bei der funktionellen Stimmtherapie die optimale Koordination von Atmung und Stimme ein wesentlicher Faktor. Nicht selten kann auch beobachtet werden, dass die Betroffenen lauter sprechen, um besser verstanden zu werden, ohne dass dies tatsächlich der Fall ist. Dieser Fehlkompensation sollte frühzeitig erklärend entgegengewirkt werden.

Grundsätzlich gelten die Prinzipien der Ökonomie und der optimalen Ausschöpfung vorhandener Fähigkeiten (oder Restfunktionen) auch für die Funktion von Atmung und Stimme. Die Atmung kann in allen Phasen der Erkrankung beeinträchtigt sein, sei es primär in Form einer respiratorischen Insuffizienz durch Lähmungen der Atemmuskulatur oder (vor allem im Anfangsstadium der Erkrankung) sekundär im Sinne einer funktionellen Störung. Viele Betroffene neigen aufgrund des allgemeinen Kraftverlustes und einer beginnenden Ateminsuffizienz unbewusst kompensatorisch zu einem pathologischen Atemtypus wie der Hochatmung (klavikularer Atemtyp) oder paradoxen Atmung (paradoxe Bauchdeckenbewegung). In der logopädischen Therapie wird vermittelt, die noch verfügbaren Atemräume über Entspannungs- und Atemübungen auszuschöpfen und die Atmung bestmöglich zu vertiefen. Die vorhandenen Atemreserven werden optimal ausgenutzt und beim Sprechen ökonomisch eingesetzt. Aktive und passive Übungen zu Atemtiefsetzung, Atemimpuls (reflektorische Atemergänzung, Abspannen) und Atemführung können hier eingesetzt werden. Die Bewusstmachung oder Rückführung zu einer physiologischen costo-abdominalen Sprechatmung hat sich in der klinischen Erfahrung als hilfreich und wohltuend für die Patienten gezeigt. Erfahrungsberichten zufolge kann so zudem in späteren Phasen ein Funktionsverlust länger kompensiert werden.

Bei fortgeschrittener Lähmung des Zwerchfells sind auf diese Weise dann keine Effekte mehr zu erzielen. Bei fortgeschrittener respiratorischer Insuffizienz ist es dann hilfreich, die Sprechatmung entgegen der bisherigen Gewohnheit in kürzere Phrasen im Sinne eines fraktionierten Sprechens einzuteilen. Vor einzelnen Phrasen, Wörtern oder Silben können kurze Atemzäsuren gesetzt werden, um genügend Anblasdruck für die nächste Sprecheinheit zu erzielen. Dies ist insbesondere bei einer Lähmung des Gaumensegels wichtig, da durch den vermehrten Austritt von Luft durch die Nase der Luftverbrauch beim Sprechen erheblich größer ist und so die Einatmungsfrequenz erhöht werden muss. Solche atemangepassten Sprechtechniken haben zwar eine Reduktion des Sprechtempos und auch einen Verlust der Natürlichkeit des Sprechens zur Folge, erzielen aber oft eine bessere Verständlichkeit und damit auch Kommunikationsfähigkeit und Teilhabe.

Die beschriebenen Therapieansätze greifen in erster Linie bei eher langsamen Verläufen einer schwerpunktmäßig bulbären Symptomatik und sind eher in frühen Stadien einzusetzen. Bei Patienten mit sehr rasch progredientem Krankheitsverlauf sind Artikulations- und Stimmtherapie oft ohne therapeutischen Effekt. Forcierte Widerstandsübungen, isometrische Übungen und Stimmtraining im Sinne eines Kraft- und Lautstärketrainings führen eher zu einer Verschlechterung der Stimmqualität und Verständlichkeit.

FALLBEISPIEL Frau R.

Frau R., Patientin mit primär bulbärem Verlaufstyp, zeigte beim Erstkontakt 1 Jahr nach Symptombeginn bereits eine schwere bulbäre Dysarthrie mit nahezu aufgehobener Verständlichkeit. Dadurch war sie in ihrer Alltagskommunikation erheblich beeinträchtigt, und das Sprechen strengte sie massiv an. Sie versuchte trotzdem überwiegend verbal zu kommunizieren, musste aber häufig die Handschrift zu Hilfe nehmen. Sie zeigte eine ausgeprägte Störung der Zungenkraft und -motilität bei fortgeschrittener Muskelatrophie am Zungenkörper sowie eine inkomplette periphere Gaumensegelparese. Die schlechte Verständlichkeit versuchte sie durch erhöhten Kraft- und Lautstärkeeinsatz sowie eine größere Kieferöffnungsweite zu kompensieren. Dadurch erhöhte sich der nasale Luftverlust, die weiten Artikulationswege waren kaum mehr zu realisieren. Die Stimme klang gepresst. Die subjektive Anstrengung war enorm, ohne einen Zugewinn an Verständlichkeit. Bei sehr guter Körperwahrnehmung und unbeeinträchtigter Atemmuskulatur konnten Übungen zur reflektorischen Inspiration, die Atemtiefsetzung durch Atemwahrnehmung und eine Anpassung der Exspirationsphrasen an den erhöhten Luftverlust unmittelbar eine bessere Verständlichkeit mit weniger Sprechanstrengung erzielen. Eine Rückführung zur physiologischen Kieferöffnungsweite unterstützte diesen Effekt.

Beispielhaft werden im Folgenden mögliche Übungen zu den Bereichen Stimme, Sprechatmung und Artikulation sowie hilfreiche Aspekte aus etablierten Therapiemethoden genannt. Der Kreativität des Therapeuten sind dabei keine Grenzen gesetzt. Es gibt keine evidenzbasierten Konzepte, aber es spricht nichts dagegen, aus dem reichen Erfahrungsschatz der Logopädie zu schöpfen und zielgerichtet einzelne Übungen aus etablierten Verfahren auszuwählen. Noch wissen wir nicht, was im Sinne evidenzbasierter Therapie wirklich hilft. Wohl aber kann jeder Patient für sich beurteilen, was gut tut. Wesentlich ist, dass das Vorgehen individuell auf die Symptomatik zugeschnitten ist, die Übungen im Verlauf angepasst und die o. g. Grundprinzipien berücksichtigt werden.

3.3 Therapiemethoden und Übungen zu den Bereichen Stimme, Sprechatmung und Artikulation

3.3.1 Stimm- und Atemübungen

Zielsetzungen

- Maximale Ausschöpfung der respiratorischen Ressourcen
- Verbesserung bzw. Anpassung der Atem-Stimmkoordination und Resonanz
- Bestmögliche Eutonisierung der Larynxmuskulatur zur Vermeidung einer sekundär kompensatorischen Hyperfunktion (Hyperadduktion der Stimmbänder und Taschenfalten)

Mögliche Methoden (an die Symptomatik angepasst)

- Atemrhythmisch Angepasste Phonation (AAP) nach Coblenzer und Muhar zur Behandlung von Dysphonien
- Akzentmethode nach S. Smith
- Funktionelle Atemübungen nach Schlaffhorst/Anderson (siehe auch Kapitel 5–5.1 *Atmung/Funktionelle Atemtherapie*) kombiniert mit pragmatisch kommunikativen Sprechübungen

Beispiele für aktive Übungen

- Isolierte eutonisierende Stimmübungen (Froeschel'sche Kauübungen, Summen von Klingern, Brummen, Lippenflattern), Wahrnehmung der Stimme im Hinblick auf Anstrengung und Qualität
- Gleittöne und Tonhöhenmodulation zur Wahrnehmung des individuellen Stimmumfangs im Hinblick auf den prosodischen Ausdruck
- Hauchen und Gähnen zur Aktivierung des Gaumensegels
- Kurzes rhythmisches Pusten/Blasen, Abspannen zur Aktivierung des Zwerchfells und der reflektorischen Inspiration
- Moderate Atemwurfübungen in angepasster Lautstärke
- Vor Sprechbeginn bewusst ausatmen und die reflektorische Inspiration abwarten
- Manuelle Unterstützung der Bauchdeckenbewegung beim Sprechen von Wörtern und kurzen Phrasen

- Atemzäsuren in Abhängigkeit von der Atemkapazität an kleinen Sinneinheiten erarbeiten (Überziehen der Atemmittellage vermeiden)
- Stimmübungen mit Lautstärkevariationen zur Verbesserung der Wahrnehmung der individuellen Stimmstärke

Beispiele für passive Übungen

- Vibrationen, Klopfen an Brust und Rücken während der Phonation
- Stimulierende atemvertiefende Techniken in Sprechübungen einbauen
- Übungen abwechselnd mit und ohne Nasenklammer durchführen

3.3.2 Artikulationsübungen

Exemplarische Zielsetzungen und Kompensationsstrategien

- Erarbeitung phonetischer und distinktiver Merkmale von Lauten
- Erkennen zentraler versus weniger wichtiger phonetischer Merkmale
- Vermeidung von frustranen Artikulationsversuchen schwieriger Laute wie Plosive oder Konsonantencluster zugunsten einer erkennbaren Realisierung betonter Vokale im Wort
- Kontrastieren von Vokalen durch bewusste Lippenrundung, -öffnung, -spreizung
- Verwendung einer Nasenklammer mit dem Ziel, phonetische Kontraste besser zu realisieren und kompensatorische Reaktion von Atmung und Stimme zu vermeiden (während der Übung, bei Erfolg in ausgewählten Kommunikationssituationen)
- Eisstimulation des Velums und/oder der Zunge vor und während der Übungen (bei schlaffer Gaumensegelparese und/oder peripherer Zungenlähmung mit Atrophie)

Im Krankheitsverlauf ist die Zungenkraft stark reduziert und der orale Druckaufbau wird durch die Gaumensegellähmung zunehmend eingeschränkt. Insbesondere Plosivlaute wie z. B. /p/, /t/, /k/ und Frikative wie z. B. /f/, /sch/ können bald gar nicht mehr artikuliert werden. Dann kann erarbeitet werden, welche Bewegungen ansatzweise für den Gesprächspartner erkennbar gemacht werden können, um in einer reduzierten verbalen Kommunikation vielleicht noch einzelne kurze Wörter verständlich artikulieren zu können (z. B. bewusster Mundschluss bzw. Annäherung der Lippen bei /m/, /p/ und /b/, Zähne zeigen bei /f/, ein angedeutetes Heben der Zungenspitze bei /l/, /n/, /d/, /t/ etc.).

Hier bieten sich Übungen an, in denen der Patient Wörter aus einer Auswahlmenge vorliest oder sich Wörter nach bestimmten Vorgaben ausdenkt, die der Therapeut verstehen oder erkennen soll. Vorher sollten die entsprechenden Strategien nach phonetischen Gesichtspunkten erarbeitet werden.

Übungsbeispiele

Ziel:
M- versus L-Anlaut in Verbindung mit Inlaut-Vokal-Kontrastierung
Unterscheidung durch bewusstes Schließen der Lippen zum Wortbeginn versus Zungenspitzenhebung bei geöffneten Lippen, Lippen runden versus Lippen breitziehen

Auswahlmenge:
Mann – Lamm; Mama – Lama; Mohn – Lohn; Motto – Lotto; Milch – Lied; Meter – Leder

Übungsanleitung:
„Versuchen Sie am Wortanfang bewusst die Lippen locker zu schließen, wenn Sie ein Wort mit M sprechen wollen. Im Gegensatz dazu bleibt beim Wortanfang mit L der Mund leicht geöffnet und die Zungenspitze bewegt sich nach oben. Lesen Sie nun eines der Worte vor und ich versuche es zu verstehen.
Im zweiten Schritt achten Sie auf die Unterscheidung der Vokale in der Wortmitte: Achten Sie auf ein lockeres Fallenlassen des Unterkiefers, wenn ein A folgt, ein Lippenrunden bei O und ein Lippenbreitziehen wie beim Lächeln, wenn ein I folgt."

Jegliche phonetischen Kontraste können so in Abhängigkeit von den artikulatorischen Fähigkeiten erarbeitet werden. Auf diese Weise entsteht ein Bewusstsein für eine möglichst ökonomische Artikulation und effektive Kompensation der Defizite.

Weitere Beispiele:
Bude – Baden; Bieten – Beten; Wind – Wand – wund; Tor – Tier – Tür

Im Sinne einer alltagsrelevanten und teilhabeorientierten Therapie kann dann ein Austausch über persönliche Themen für einen Transfer des Erarbeiteten benutzt werden:

„Wie heißen Ihre Enkelkinder? Versuchen Sie immer den ersten Buchstaben und den zentralen Vokal deutlich zu machen. Wenn der Name mehrsilbig ist, machen Sie die Anzahl der Silben durch silbenweises Sprechen kenntlich."

Weitere Themen:
Austausch über Hobbys und Vorlieben, vergangene Reisen etc.

3.3.3 Unterstützte Kommunikation

Im Verlauf der ALS können sich die Betroffenen zunehmend schwerer verständlich machen. Mit Fortschreiten der Erkrankung ist dann eine verbale Kommunikation insbesondere mit fremden Gesprächspartnern, beim Telefonieren oder in einer geräuschhaften Umgebung wie beim Autofahren oder in größeren Gesprächsgruppen nicht mehr zuverlässig möglich. Eine Beratung über die Optionen der Unterstützten Kommunikation ist bereits bei beginnender Dysarthriesymptomatik sinnvoll, insbesondere bei rasch progredienten Krankheitsverläufen. Die Fähigkeit, sich verbal mitzuteilen, ist wesentlicher Teil der Persönlichkeit. Der Verlust der Kommunikationsfähigkeit bedeutet immer auch einen Verlust von Autonomie und sozialer Teilhabe. Es ist deshalb wichtig, diese Funktion durch geeignete Hilfsmittel zu unterstützen und später zu ersetzen.

Die Versorgung mit einer unterstützenden Kommunikation sollte grundsätzlich dann erfolgen, wenn der Patient dies wünscht und die Sprechfähigkeit absehbar nicht mehr für eine effektive verbale Kommunikation ausreicht. Dabei ist zu beachten, dass auch bei der spinalen Verlaufsform der ALS trotz gut erhaltener artikulatorischer Fähigkeiten die Kommunikationsfähigkeit erheblich beeinträchtigt sein kann. Dies kann z. B. bei einer gravierenden respiratorischen Insuffizienz der Fall sein, insbesondere wenn bereits eine Indikation zur invasiven oder nicht-invasiven Beatmung besteht. Kommunikationshilfen gehören zu verordnungspflichtigen Hilfsmitteln. Damit die Versorgung erfolgen kann, müssen entsprechende Richtlinien erfüllt sein. Diese sind im SGB V § 33, § 128 Hilfsmit-

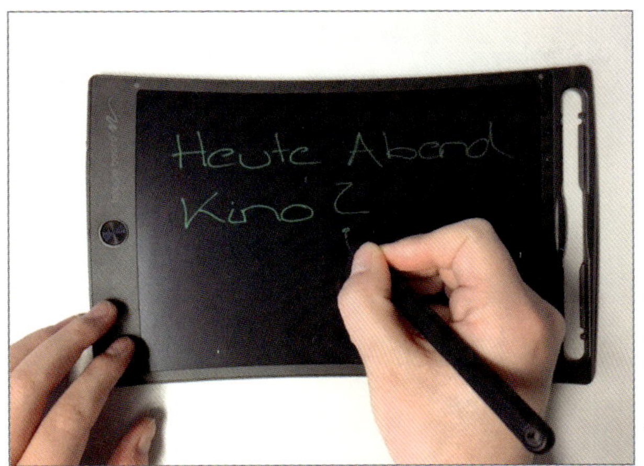

LCD-Grafiktablet

3

telverzeichnis, SGB VII § 31 Hilfsmittel, Behindertengleichstellungsgesetz und der Kommunikationshilfenverordnung einschließlich der jeweils zuständigen Kostenträger erfasst.

Für die Unterstützte Kommunikation stehen verschiedene Möglichkeiten zur Verfügung:
Patienten mit erhaltenen feinmotorischen Fähigkeiten nutzen zur Kommunikation gerne so lange wie möglich das Schreiben. Vergleichsweise preisgünstige, aber wirkungsvolle Hilfsmittel sind z. B. magnetische Maltafeln aus Kunststoff oder – als elektronische Variante – LCD-Grafiktablets (siehe Abb.) mit Löschfunktion, wie man sie im Spielwaren- und Elektronikhandel bekommt.

Bei Lähmungen der oberen Extremität können dann Kommunikationstafeln, die aus dem Alphabet, Zahlen und kurzen Phrasen auf einem laminierten A4-Papier bestehen, der Verständigung dienen. Der Kommunikationspartner muss dann die Buchstaben der Reihe nach zeigen. Sobald der Patient blinzelt oder eine Kopf- oder Handbewegung macht, weiß der Kommunikationspartner, welche Buchstaben gemeint sind. Diese werden dann notiert. So entstehen Worte, Phrasen und Sätze. Diese Kommunikationsvariante erfordert viel Zeit und Geduld auf beiden Seiten. Die Akzeptanz einer nicht-elektronischen Hilfe ist gerade bei Patienten, die nur wenig Erfahrung im Umgang mit Computern haben, oft höher.

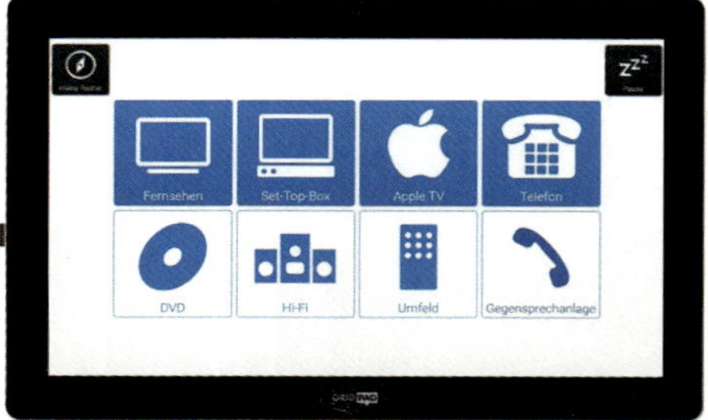

Umfeldsteuerung auf einem Kommunikationsgerät

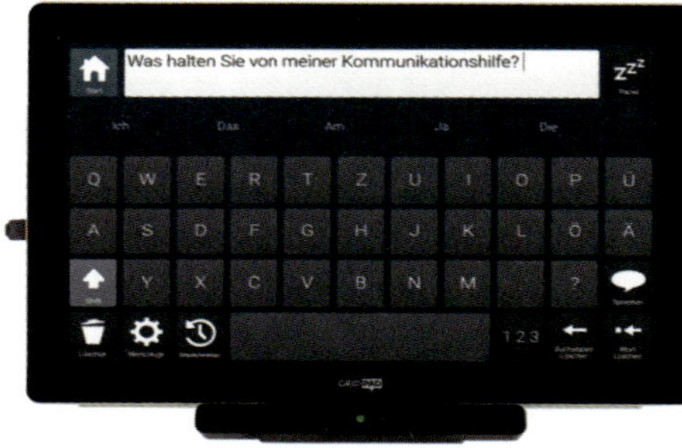

Kommunikationsgerät mit Augensteuerung

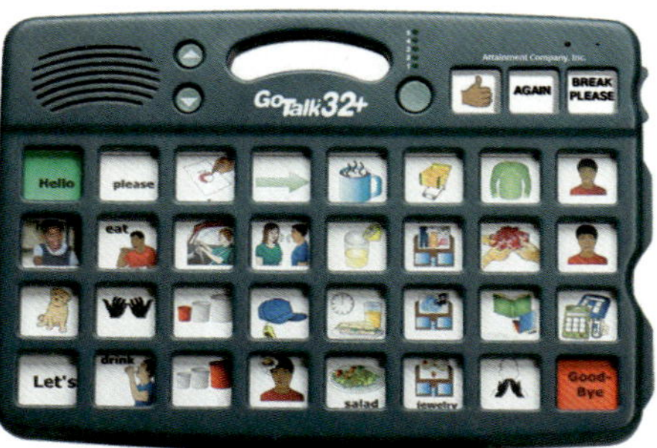

einfaches Kommunikationsgerät mit Folientasten

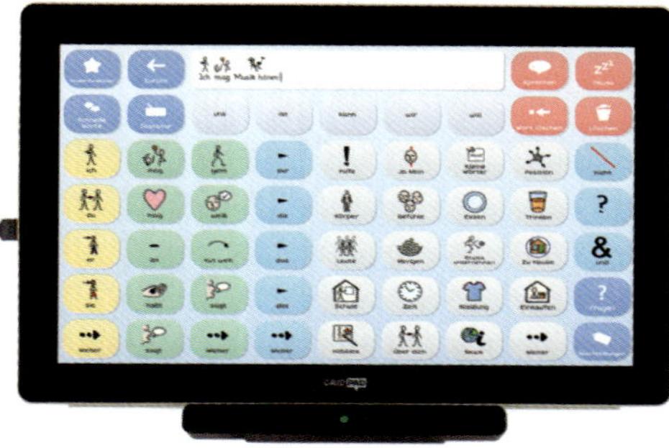

Kommunikationsgerät mit Symbolsteuerung

Beispiele für elektronische Kommunikationsgeräte – Bilder mit freundlicher Genehmigung der Hidrex GmbH, Heiligenhaus

Alternativ wird insbesondere von eher computeraffinen Betroffenen gern das Smartphone oder Tablet genutzt, auf dem sich leicht entsprechende Apps mit Sprachausgabe installieren lassen. In den Stores der verschiedenen Plattformen sind beispielsweise GridPlayer, Sono Flex, Proloquo, Accessible, Sprachassistent, Second Voice und andere verfügbar.

Wenn die Kraft der Arme und die Feinmotorik der Hände nicht mehr ausreichen, solche kleinen Geräte zu bedienen, kommen größere Kommunikationsgeräte zum Einsatz. Sie sind in der Regel mit einem Touchscreen ausgestattet, über den die Bildschirmtastatur bedient wird. Es besteht die Möglichkeit, wie auf einer Tastatur zu schreiben. Es können aber auch Buchstaben oder Bilder mit Worten, Sätzen oder ganzen Texten hinterlegt werden. So lässt sich eine Art virtuelle Nachbildung des eigenen Umfeldes, wie beispielsweise das eigene Wohnzimmer, darstellen. Wählt der Nutzer auf diesem Foto den Fernseher aus, spricht das Kommunikationsgerät: „Bitte schalte den Fernseher ein!“

Grundsätzlich ist zu bedenken, dass von der Indikationsstellung durch behandelnde Ärzte oder Logopäden über die Erprobung durch ein Sanitätshaus und die Genehmigung der Krankenversicherung bis hin zur Auslieferung einschließlich individueller Schulung und Anpassung des Gerätes oft nicht weniger als 8–10 Wochen vergehen. Daher ist – vor allem in häufig frequentierten Zentren – die Etablierung eines pragmatisch zusammengestellten Hilfsmittelpools anzuraten und nützlich.

Die verschiedenen Systeme sind frei und individuell programmierbar. Eine stetige Anpassung an sich verändernde kommunikative Bedürfnisse und Inhalte kann Teil der logopädischen Therapie sein. Hierzu gehört auch die ausführliche Anleitung der Angehörigen oder Pflegenden, um im häuslichen oder pflegerischen Kontext die bestmögliche Kommunikationsfähigkeit zu erzielen.

In späteren Krankheitsstadien kann die Steuerung des Kommunikationsgerätes durch ein Scanningverfahren an die nachlassenden motorischen Fähigkeiten angepasst werden. Bei diesem Verfahren leuchten auf der Bildschirmoberfläche nacheinander Zeilen auf, die durch Druck auf einen Taster ausgewählt werden können, um wiederum weitere Wortvorschläge, programmierte Sätze oder hierarchisch angeordnete, vorprogrammierte Felder zu aktivieren. Die Steuerung der Geräte ist bei Bedarf auch ausschließlich über Kopf- oder Augenbewegungen möglich. Erfahrungsgemäß verliert auch die Halsmuskulatur mit

Progression der ALS häufig rasch ihre Funktion, sodass das Halten und Bewegen des Kopfes zunehmend anstrengend und mühsam wird. Die Option einer Augensteuerung sollte daher bei der Geräteauswahl in jedem Fall berücksichtigt werden, damit das Gerät langfristig genutzt werden kann. So können aufwendige Versorgungswege, Nutzungsausfall und erneutes Erlernen der Bedienung vermieden werden.

Es ist bei allen Optionen der Ansteuerung möglich, auf den Nutzer angepasste Fotos oder Abbildungen einzupflegen. Alle Geräte bieten die Auswahl zwischen einer männlichen und einer weiblichen synthetischen Stimme an. Es ist sogar möglich, die eigene Stimme für die Sprachausgabe zu nutzen, wenn sie vorher von spezialisierten Versorgern aufgenommen werden konnte.

Spezialisierte Internetportale wie www.ambulanzpartner.de der ALS-Ambulanz der Berliner Charité sind entstanden, um die Koordination der Versorgung mit Hilfsmitteln zur unterstützenden Kommunikation sowie anderen Hilfs- und Heilmitteln zu erleichtern. Eine umfangreiche Liste von Hilfsmitteln für Menschen mit Behinderung findet sich auch auf der Homepage www.rehadat.de.

Die Bedienung des Gerätes sollte vom Hersteller oder einem Sanitätshaus in direktem Kontakt mit dem Patienten erklärt und erprobt werden. Nur so kann das passende Gerät für den Nutzer ausgewählt werden. Außerdem müssen spezifische Einstellungen vorgenommen werden, die genau an die Fähigkeiten und Bedürfnisse des Betroffenen angepasst sind. In der logopädischen Therapie kann dann der Einsatz des Gerätes weiter geübt werden. Um den Umgang mit den vielfältigen Möglichkeiten zu verstehen, empfiehlt es sich, dass der betreuende Logopäde während der ersten Anpassung des Gerätes anwesend ist und sich ebenfalls in grundlegende Einstellungsmöglichkeiten einweisen lässt.

Abschließend soll noch darauf hingewiesen werden, dass es inzwischen Versuche gibt, Kommunikationsgeräte auch über eine Ableitung von Hirnströmen mittels EEG zu steuern. Das Prinzip beruht darauf, dass die Aktivität des Gehirns gemessen wird, während Buchstaben angesehen werden („Brain-Computer Interface"). Das System erkennt diese Buchstaben, setzt sie aneinander und produziert so ganze Wörter und Sätze. Dieses System befindet sich allerdings noch in der Entwicklung.

Checkliste für die Versorgung mit einem Kommunikationsgerät

- Besteht die grundsätzliche Akzeptanz für die Verwendung einer elektronischen Kommunikationshilfe?
- Hat der Patient Computererfahrung?
- Ist die Verwendung der eigenen Stimme für die Sprachausgabe erwünscht?
- Gibt es Anzeichen für kognitive Beeinträchtigungen? In diesem Fall sollten die Geräte möglichst einfach zu bedienen sein und den individuellen Fähigkeiten des Betroffenen entsprechen.
- Ist eine Umfeldsteuerung gewünscht?
- Ist eine Aufrüstung mit verschiedenen Eingabeoptionen wie Kopf-, Augen- oder Tastersteuerung möglich?
- Ermöglicht das Sanitätshaus/der Hersteller vor der Verordnung ein Ausprobieren verschiedener Geräte und Steuerungen?
- Ist die Erprobung des Gerätes im häuslichen Umfeld des Patienten möglich? (die Leihstellung wird von den Kassen getragen)
- Ist die Betreuung durch ein (wohnortnahes) Kompetenzzentrum (Hersteller, Sanitätshaus) gegeben?

Verordnungsprocedere

- Der behandelnde Arzt oder Therapeut stellt die Notwendigkeit einer Versorgung fest und unterstützt die Kontaktaufnahme zu einem Sanitätshaus oder Hersteller.
- Das Sanitätshaus kontaktiert den Patienten, erprobt infrage kommende Geräte und erstellt einen Erprobungsbericht.
- Der Erprobungsbericht wird bei Bedarf durch ein ärztliches oder logopädisches Gutachten ergänzt. Dieses sollte folgende Inhalte enthalten:
  - Eine Kommunikation ist verbal expressiv nicht mehr ausreichend möglich.
  - Mithilfe des Kommunikationsgerätes kann die Kommunikationsfähigkeit wieder optimiert bzw. wiederhergestellt werden.
  - Mithilfe des Gerätes ist die Kommunikation auch über eine räumliche Distanz sowie für Hilferufe, Telefonate etc. möglich.
  - Das Gerät umfasst eine spezielle, einfach zu bedienende Kommunikationssoftware.

    - Das Gerät kann im Krankheitsverlauf mittels alternativer Eingabeoptionen, wie z. B. spezielle Taster sowie eine Kopf- oder Augensteuerung, an die sich verschlechternden motorischen Einschränkungen angepasst werden, um auch in späteren Stadien der Erkrankung das elementare Bedürfnis nach Kommunikation zu befriedigen.
    - Die Bedienung wurde erfolgreich erprobt.
- Der Arzt stellt eine entsprechende Hilfsmittelverordnung (Rezept) aus.

Weitere Hinweise für die Versorgung bietet die Gesellschaft für Unterstützte Kommunikation ISAAC (www.isaac-online.de).

4 Dysphagie und Ernährung bei ALS

Im Krankheitsverlauf ist bei ALS sehr häufig eine ungewollte Gewichtsabnahme der Patienten zu beobachten. Die Ursache dafür ist bisher nicht sicher geklärt. Hauptfaktor ist eine hypermetabole Stoffwechsellage, die einen erhöhten Kalorienverbrauch verursacht. Hinzu kommen neben dem Gewichtsverlust durch Muskelabbau die erschwerte und unzureichende Nahrungsaufnahme bei Dysphagie sowie ein erhöhter Energiebedarf durch die gesteigerten Anforderungen an die Atemmuskulatur. Gleichzeitig ist ein hoher Body-Mass-Index ein unabhängiger prognostischer Faktor für das Überleben von ALS-Patienten, d. h. je höher und stabiler das Gewicht ist, desto länger überleben die Patienten (Desport et al., 1999; Dupuis et al., 2011). Auch erhöhte Blutfettwerte bringen dieser Patientengruppe einen Überlebensvorteil von durchschnittlich 12,5 Monaten (Dorst et al., 2014).

Aus diesen Zusammenhängen ergibt sich ein hoher Stellenwert für die Dysphagiediagnostik und -behandlung auch über die rein symptomatische Therapie hinaus. Ein enger Austausch im ärztlich-therapeutischen Behandlungsteam und eine fachdisziplinenübergreifende Beratung sind hier unabdingbar.

4.1 Neurophysiologie des Schluckens

Der normale Schluckablauf ist ein semireflektorischer, durch das zentrale und periphere Nervensystem gesteuerter Vorgang, der dem sicheren und vollständigen Transport von Speichel und Nahrung von der Mundhöhle in den Magen dient. Er lässt sich in fünf Phasen gliedern: die präorale Phase, die orale Vorbereitungsphase, die orale Transportphase, die pharyngeale und die ösophageale Phase. In der oralen Vorbereitungsphase wird der Bolus im Mund auf der Zunge gesammelt, feste Nahrung zerkleinert und für den Schluck vorbereitet. Der kohäsive Bolus wird dann in der oralen Transportphase, die weniger als 1s dauert, durch eine wellenförmige Bewegung der Zunge in der Mundhöhle nach hinten befördert, bis durch Berührung der pharyngealen Triggerzonen der Schluckreflex ausgelöst wird. Nach anterior-ventraler Exkursion des Larynx mit dreifachem Verschluss der Atemwege durch Annäherung (Taschenfalten- und Stimmlippenschluss, Epiglottisabsenkung) beginnt die pharyngeale Passage, in der der Bolus durch peristaltische Pharynxkontraktionen in Richtung Speiseröhreneingang getrieben wird. Diese Phase dauert in der Regel 0,7s. Die Öff-

Physiologisches Schlucken

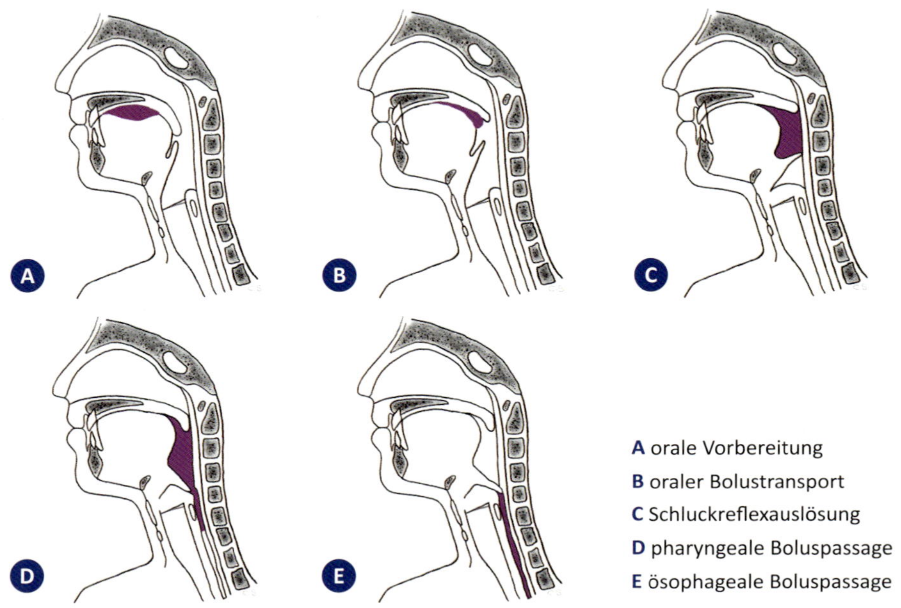

A orale Vorbereitung
B oraler Bolustransport
C Schluckreflexauslösung
D pharyngeale Boluspassage
E ösophageale Boluspassage

nung des oberen Ösophagussphinkters (OÖS), ausgelöst durch die passive Dehnung infolge der hypolaryngealen Exkursion sowie den sensorischen Reiz des Bolus, beendet die pharyngeale Phase und leitet den weiteren Transport des Bolus durch die Speiseröhre in den Magen ein.

Die für den Schluckvorgang relevanten Hirnnerven sind der Nervus trigeminus (V), Nervus facialis (VII), Nervus glossopharyngeus (IX), Nervus vagus (X) und der Nervus hypoglossus (XII). Eine Dysphagie bei ALS entsteht durch die Degeneration der am Schlucken beteiligten Hirnnerven und der ihnen übergeordneten Areale des motorischen Kortex und kann alle Schluckphasen betreffen. Hierdurch kommt es je nach Verlaufstyp zu peripheren oder zentralen Lähmungen der am Schlucken beteiligten Muskulatur mit entsprechenden Beeinträchtigungen in den einzelnen Schluckphasen.

Die Ausprägung der Dysphagie ist bei ALS je nach Verlaufstyp und individueller Progredienz der Symptomatik unterschiedlich.

Typische erste Symptome sind vermehrtes Verschlucken beim Trinken sowie Probleme beim Kauen und Schlucken harter, zäher, trockener oder krümeliger Nahrung. Die Betroffenen passen häufig ihr Essverhalten entsprechend an und vermeiden bewusst oder unbewusst die genannten kritischen Konsistenzen. Bedingt durch die verlängerte Dauer der Mahlzeiten kann es bereits bei beginnender Schluckstörung zu einem frühzeitigen ungewollten Gewichtsverlust kommen, zumal die Grunderkrankung – wie oben erwähnt – einen veränderten Stoffwechsel und erhöhten Kalorienverbrauch mit sich bringt.

4.2 Dysphagiesymptomatik

Wie bei der Artikulation ist auch bezogen auf die Schluckfunktion eine klare Trennung zwischen peripherer und zentraler Symptomatik klinisch nicht immer möglich. Meist zeigt sich eine Mischsymptomatik. Für die Interpretation der Symptomatik sowie die Ableitung therapeutischer Maßnahmen ist die Zuordnung im Sinne schlaffer und spastischer Lähmungen aber hilfreich. Grundsätzlich können jegliche Störungen der oralen Transportphase und der pharyngealen Phase schwerwiegende Folgen haben und zu Aspirationspneumonien und Verlegung der Atemwege mit Hypoxie führen. Außerdem können rezidivierende bronchopulmonale Infekte die Folge von (stillen) Aspirationen sein.

Bulbärsyndrom

Bei schlaffen Lähmungen der am Schlucken beteiligten Muskulatur (Bulbärmuskulatur) spricht man von einer Bulbärparalyse.

Randbetonte Atrophien und Faszikulationen der Zunge sind Zeichen einer peripheren Lähmung des N. hypoglossus (XII) (siehe Abb. *Beispiele myatrophe Zunge*). Die Schwäche der Zungenmuskulatur beeinträchtigt die orale Bolusvorbereitung und Boluskontrolle. Das Formen und Halten eines zusammenhängenden Bolus ist erschwert. Flüssigkeiten können aufgrund der unzureichenden Anhebung der lateralen Zungenränder sowie des unvollständigen glosso-velaren Abschlusses schlecht kontrolliert werden, was zum vorzeitigen Abgleiten des Bolus vor Auslösung des Schluckreflexes führen kann (posteriores Leaking). Bei fortschreitender Zungenatrophie kann es so zum vorzeitigen Abgleiten erheblicher Bolusteile kommen, wodurch sich das Risiko einer prädeglutitiven Penetration oder Aspiration erhöht.

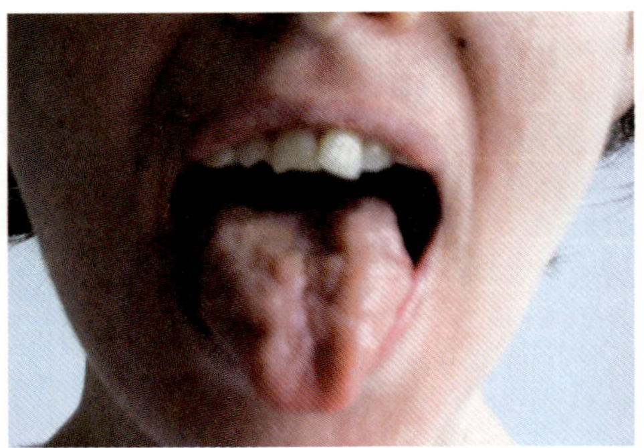
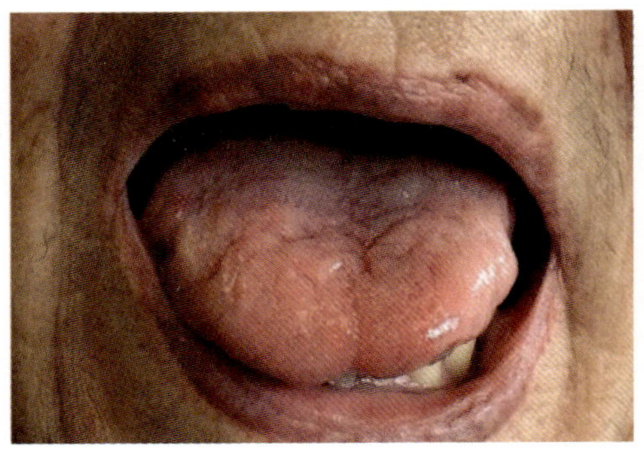

Beispiele myatrophe Zunge

Bei peripherer Schädigung des N. facialis (VII) zeigen sich schlaffe Lähmungen der mimischen Muskulatur. Durch unzureichenden oder fehlenden Lippenschluss kann es so zum Austritt von Speichel, Speisen oder von Flüssigkeiten kommen (anteriores Leaking). Auch hier bestehen negative Auswirkungen auf den Bolusanschluckdruck mit der Folge einer unvollständigen oralen Boluspassage. Zudem versorgt der N. facialis den hinteren Teil des M. digastricus und ist an der Hyoidelevation beteiligt.

Die Kaumuskulatur wird vom N. trigeminus (V) versorgt. Eine Degeneration dieses Hirnnerven äußert sich in einer reduzierten Muskelkraft beim Kauen. Die Bolusvorbereitung kann also nicht nur durch eine verminderte Kraft und Motilität der Zunge, sondern auch aufgrund einer Schwäche der Kaumuskulatur erschwert sein. Der N. trigeminus innerviert zudem den vorderen Teil des M. digastricus und ist somit ebenfalls an der Zungenbeinhebung beteiligt. Schwäche oder Ausfall verursacht eine reduzierte anteriore Hyoidbewegung mit der Folge einer verminderten Epiglottisabsenkung sowie einer reduzierten Öffnung des oberen Ösophagussphinkters.

Schlaffe Lähmungen der pharyngealen Muskulatur durch Degeneration des N. glossopharyngeus (IX) führen zu einer erschwerten pharyngealen Boluspassage mit verlängertem Bolustransit und diffusen Retentionen aufgrund der reduzierten pharyngealen Motilität und unzureichenden Verkürzung des Rachenschlauches während der pharyngealen Phase. Residuen an den Rachenwänden sind ein Resultat der atrophen hypopharyngealen Muskulatur. In der endoskopischen Untersuchung werden schlaffe Lähmungen der pharyngealen Muskulatur durch Faszikulationen an der Rachenhinterwand sichtbar.

Die Velumfunktion ist sowohl bei der Phonation und Artikulation als auch beim Schlucken abgeschwächt und im Krankheitsverlauf häufig komplett aufgehoben. Durch den insuffizienten velopharyngealen Abschluss beim Übergang der oralen zur pharyngealen Phase kommt es zum nasalen Entweichen von Luft während des Schluckens. Der Bolusanschluckdruck wird so verringert. Liegt gleichzeitig eine Kraftminderung der Zunge mit reduzierter Zungenbasisretraktion vor, hat dies typischerweise einen fraktionierten und unvollständigen Bolustransit mit oralen Residuen sowie Residuen in den Valleculae zur Folge. Die unzureichende Hebung des Gaumensegels beim Schlucken kann dabei zu nasaler Penetration von Bolusteilen führen.

Eine Degeneration des N. vagus (X) zeigt ebenfalls Auswirkungen auf die pharyngeale Phase des Schluckaktes. Der N. vagus versorgt die intrinsische und extrinsische Kehlkopfmuskulatur sowie die Sensorik im unteren Pharynx und Larynx und des oberen Ösophagussphinkters.
Laryngeale Elevation und Anteriorbewegung können eine geringere Bewegungsamplitude aufweisen. Folglich wird der OÖS weniger geöffnet und es verbleiben Bolusreste im Bereich der Postcricoidregion und der Sinus piriformes.

Eine verminderte laryngeale Adduktion mit Veränderung der Stimme und abgeschwächtem Hustenstoß ist bei bulbärem Verlaufstyp der ALS klinisch häufig zu beobachten. Insbesondere der abgeschwächte Hustenstoß ist aufgrund der oben beschriebenen erschwerten oralen Boluskontrolle mit Leaking sowie der fraktionierten pharyngealen Passage von klinischer Relevanz, da die Atemwege nicht mehr zuverlässig vor dem Eindringen von Nahrung geschützt werden können. Häufig ist der reduzierte Hustenstoß allerdings nicht allein auf eine Schwäche der laryngealen Muskulatur zurückzuführen, sondern Ausdruck einer respiratorischen Insuffizienz. Nicht selten zeigt sich hier ein Mischbild (siehe auch Kapitel 5 *Atmung*).

Pseudobulbärsyndrom

Ist das 1. Motoneuron im motorischen Kortex betroffen, spricht man von einer Pseudobulbärparalyse mit Spastik der Bulbärmuskulatur im Sinne einer supranukleären Symptomatik. Der Zungenkörper ist eher hyperton. Kraft und Motilität der Zunge sind ebenfalls reduziert. In der Folge zeigen sich auch hier ein gestörter oraler Bolustransport, eine erschwerte Bolusvorbereitung und Boluskontrolle sowie eine verzögerte Initiierung des Schluckakts.

Eine spastische Lähmung des N. trigeminus bei ALS äußert sich in einer erschwerten Kieferöffnung oder einer mitunter sehr schmerzhaften Kieferspastik. Betroffene berichten auch von plötzlich schmerzhaft einschießenden Kieferkrämpfen und plötzlichem, unwillkürlichem Zubeißen.

Ein Hypertonus der pharyngealen Muskulatur im Sinne eines hypertonen Rachenschlauches ist in der apparativen Untersuchung (siehe Kapitel 4.3 *Klinische und apparative Schluckuntersuchung bei ALS*) von einer mit einer Schädigung des 1. Motoneurons verbundenen Hyperreflexie schwer abzugrenzen. Symptom und Zeichen einer Schädigung des 1. Motoneurons ist der übersteigerte Würgreflex, der für die Betroffenen auch häufig als zunehmend unangenehm geschildert wird.

Zeigt die laryngeale Muskulatur einen Hypertonus als Ausdruck einer Schädigung des 1. Motoneurons des N. vagus, sind eine Hyperadduktion der Stimmlippen und häufig hypertrophe Taschenfalten zu beobachten. Neben der gepressten Phonation ist ein abgeschwächter Hustenstoß auch hier die Folge.

Zu Bulbär- und Pseudobulbärsyndrom siehe auch Kapitel 3.1 *Symptomatik der Dysarthrie.*

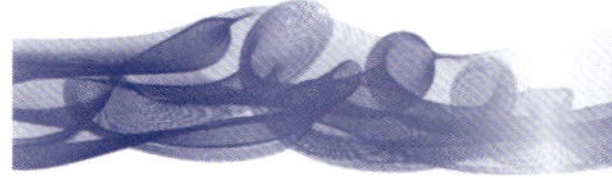

EXKURS Hustenstoß

Als elementarer Schutzreflex des Atmungssystems ist der Husten diagnostisch und therapeutisch von hoher Relevanz im Dysphagiemanagement. Husten wird durch Reizung mechanischer, chemischer und thermischer Rezeptoren in der Trachea in den großen Atemwegen ausgelöst und dient dem Abtransport von Sekret, Fremdkörpern, Reizgasen oder kalter Luft aus der Lunge. Durch Anspannung der Ausatemmuskulatur und reflektorisches Schließen der Glottis wird nach tiefer Inspiration ein hoher exspiratorischer Druck erzeugt, durch den Sekret oder Fremdkörper mit hoher Geschwindigkeit aus den Atemwegen entfernt werden (Rutte & Sturm, 2010). Im Krankheitsverlauf der ALS werden sowohl der reflektorische als auch der willkürliche Husten schwächer. Ursächlich ist die zunehmende Schwäche der Atem- und/oder Kehlkopfmuskulatur. Darüber hinaus können starke Verschleimungen oder Verborkungen in der Trachea zu reduzierter Reizwahrnehmung und damit verspäteten oder fehlenden Hustenreaktionen bei Aspiration führen. Zur Einordnung der Symptomatik ist die Kenntnis der Atemfunktion der Patienten daher von großer Wichtigkeit.

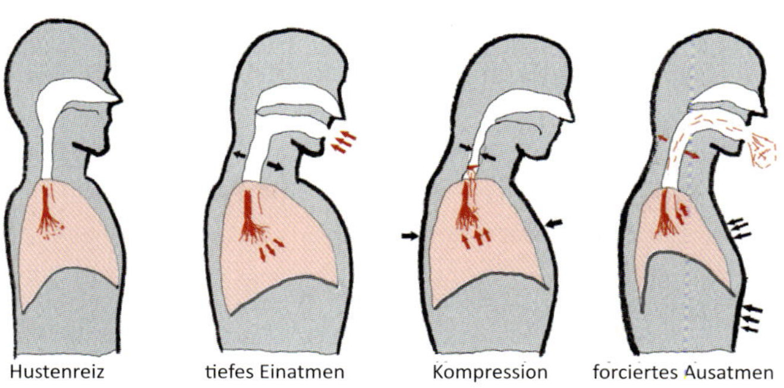

Der Schweregrad der Dysphagie wiederum ist ein Faktor, der bei der Entscheidung für eine invasive Langzeitbeatmung im Sinne einer Tracheotomie berücksichtigt werden muss. So besteht u. U. die Indikation für eine Tracheotomie, wenn schwere Dysphagien mit der Folge einer Aspiration von Nahrung und Speichel zu wiederholten Pneumonien führen. Unterstützend kann durch den Einsatz von Anticholinergika oder Botulinumtoxin-Injektionen eine medikamentöse Sekretreduktion erreicht werden.

Patienten mit ALS und FTD haben ein deutlich höheres Aspirationsrisiko im Vergleich zu ALS-Betroffenen ohne FTD, da sich diese Gruppe ihres Schluckproblems oft nicht bewusst ist. So zeigen die von ALS und FTD betroffenen Patienten seltener Hustenreaktionen auf pharyngeale Residuen und auf Aspiration (Langmore & Wiswell, 2003).

4.3 Klinische und apparative Schluckuntersuchung bei ALS

Das Vorgehen bei der diagnostischen Einordnung von Schluckstörungen unterscheidet sich nicht grundsätzlich von dem gestaffelten Vorgehen bei Schluckstörungen anderer Ursache. Aufgrund der Progredienz sind regelmäßige Verlaufskontrollen angezeigt. Bei den ersten Symptomen einer Dysphagie sollten eine ausführliche klinische Schluckanamnese (KSA) sowie eine klinisch logopädische Schluckuntersuchung (KSU) mit Beurteilung der am Schlucken beteiligten Hirnnerven und ihrer Funktionen erfolgen, um einen Therapiebedarf festzustellen. Da eine Dysphagiesymptomatik von den Betroffenen nicht immer eindeutig als solche benannt wird, sind regelmäßige gezielte Befragungen – z. B. anhand von Fragebögen – im Rahmen der ärztlichen Verlaufsuntersuchungen zu empfehlen. Dies ist insbesondere bei beginnendem Gewichtsverlust ratsam, um auch indirekte Symptome zu erkennen und entsprechende Maßnahmen in die Wege leiten zu können. Bei Auffälligkeiten ist eine zusätzliche apparative Untersuchung zur Objektivierung der klinischen Einschätzung und zur Überprüfung der Effektivität möglicher Kompensationsstrategien zu empfehlen. Somit können therapeutische Strategien zur sicheren Nahrungsaufnahme evaluiert und ggf. alternative Ernährungsmöglichkeiten vorgeschlagen werden (Kühnlein et al., 2008).

Klinische Schluckanamnese (KSA)

Im Hinblick auf den rechtzeitigen Beginn einer gezielten Intervention haben die ausführliche Anamnese und gezielte Befragung der Betroffenen einen ebenso großen Stellenwert wie die klinische Untersuchung selbst. Die alleinige Durchführung klinischer Aspirationsscreenings ist als nicht ausreichend und zielführend zu betrachten. Im Stufenkonzept zur Beurteilung von neurogenen oropharyngealen Dysphagien (NOD) (Ickenstein et al., 2009) werden praktikable Protokolle für die KSU und KSA vorgeschlagen. Diese haben sich in der klinischen Praxis für die Gruppe der ALS-Patienten im Hinblick auf eine orientierende klinische Einschätzung der Dysphagie bewährt. Bedauerlicherweise mangelt es aber an validierten klinischen Untersuchungsprotokollen und Screeningverfahren zur Erkennung aspirationsgefährdeter ALS-Patienten. Die gebräuchlichen klinischen Assessments und Aspirationsscreenings sind an Patienten mit Schlaganfall validiert worden (Daniels et al., 2012; Lindner-Pfleghar et al., 2017). Ihre Aussagekraft, insbesondere hinsichtlich der Vorhersage einer Aspirationsgefährdung, ist nur bedingt auf andere Krankheitsbilder übertragbar.

Aspiration ist zudem nicht der einzige Risikofaktor für die Entwicklung einer Pneumonie. Ebenfalls hochrelevant sind die aufgrund des erschwerten oropharyngealen Bolustransportes auftretenden Residuen in Mund und Rachen sowie persistierende Penetrationen in den Larynxeingang. Hierdurch kann sich ebenfalls das Risiko bronchopulmonaler Infekte erhöhen, ohne dass eine primäre Aspiration nachzuweisen ist. Orale Residuen und Ablagerungen in den durch Muskelatrophie entstandenen Rillen in der Zunge können bei unzureichender Mundhygiene zu vermehrter Bakterienbildung in der Mundhöhle führen und auf diese Weise das Pneumonierisiko erhöhen. Dieses Risiko kann mit antibakteriellen Spülungen und mechanischer (schleimhautschonender) Zungenreinigung vermindert werden. Die verlängerte Dauer der Mahlzeiten sowie ein Vermeiden kritischer Nahrungsmittel begünstigen zudem Mangelernährung und Dehydratation.

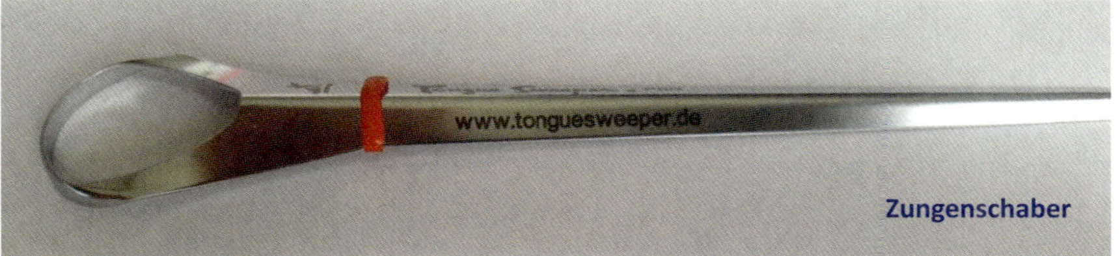

Zungenschaber

Unselbstständigkeit bei der Nahrungsaufnahme, ein schlechter Zahnstatus, Sondenernährung und das Rauchen sind ebenfalls unabhängige Faktoren, die das Pneumonierisiko erhöhen (Langmore et al., 1998). Eine eingeschränkte oder gänzlich fehlende orale Nahrungsaufnahme verändert zudem die Speichelproduktion sowie die Konsistenz des Speichels. Es wird weniger Speichel produziert, der Speichel wird zäher und reicht nicht mehr aus, eine gesunde Mundflora zu erhalten. Eine vermehrte Mundatmung verstärkt diesen Effekt.

Klinische Schluckuntersuchung (KSU)

In der KSU nach NOD-Stufenkonzept© (Ickenstein et al., 2009) werden zunächst die am Schlucken beteiligten Hirnnerven und ihre Funktionen untersucht, danach folgen zwei Aspirations-Screeningverfahren: die für Schlaganfallpatienten validierte Feststellung von Aspirationsprädiktoren „2 aus 6“ nach Daniels et al. (1997) und der 90 ml-Wassertest (3-ounce water swallow test) nach Suiter und Leder zum Ausschluss einer Aspirationsgefährdung (Suiter & Leder, 2008).

Bei dem Aspirationsscreening „2 aus 6“ wird davon ausgegangen, dass bei Feststellung von mindestens zwei der folgenden sechs klinischen Parameter – Dysarthrie, Dysphonie, abgeschwächter willkürlicher Hustenstoß, abnormaler oder ausgefallener Würgreflex, Husten nach dem Schlucken von 5/10/20 ml Wasser, postdeglutitiv veränderte Stimme – bei akuten Schlaganfallpatienten mit hoher Sensitivität (94 %) aspirationsgefährdete Patienten identifiziert werden können (Daniels et al., 1997). Dieses Verfahren wird in Deutschland weit verbreitet als klinisches Aspirationsscreening eingesetzt.

Für die sechs Aspirationsprädiktoren nach Daniels et al. (1997) ist zwar keine validierte Sensitivität im Hinblick auf die Vorhersage einer Aspiration bei ALS bekannt. Den klinischen Beobachtungen nach ist aber eine relevante Dysphagiesymptomatik bei ALS häufig mit eben diesen klinischen Prädiktoren assoziiert. Dies verwundert nicht, da die sechs genannten Prädiktoren zum klinischen

Bild einer Bulbärsymptomatik gehören, bei welcher wiederum regelhaft im Verlauf eine Dysphagie droht.

Beim „3-ounce water swallow test“ nach Suiter und Leder wird eine Aspirationsgefährdung ausgeschlossen, wenn 90 ml Wasser konsekutiv (ohne Absetzen) aus einem Glas getrunken werden können, ohne dass es zu Husten, Zeichen von Atemnot, Stimmveränderung oder Abbruch kommt. Dieser Test identifiziert zuverlässig Patienten mit Aspiration (Sensitivität 92 %). Allerdings liegt die Spezifität bei nur 50 %, was bedeutet, dass der Aspirationsverdacht bei der Hälfte der getesteten Personen zu Unrecht gestellt wird. Dieses Screeningverfahren wurde an einer großen heterogenen Patientengruppe (n = 3000 Patienten, Dysphagie jeglicher Genese) validiert und ist daher im Hinblick auf die Identifikation aspirationsgefährdeter Patienten auf die Gruppe der ALS-Patienten gut übertragbar.

Eine retrospektive Datenauswertung von 30 ALS-Patienten hat beim Vergleich der klinischen und apparativen Untersuchungsergebnisse gezeigt, dass die Daniels-Prädiktoren dem 90 ml-Wassertest im Erkennen einer relevanten Dysphagiesymptomatik bei dieser Patientengruppe überlegen sind. Dabei wies die Dysarthrie am zuverlässigsten auf das Vorliegen einer relevanten Dysphagiesymptomatik im Sinne von Werten auf der Penetrations-Aspirations-Skala (PAS) nach Rosenbek > 2 hin. Dies untermauert die klinische Erfahrung, dass mit Auftreten einer ersten Bulbärsymptomatik im Sinne einer Dysarthrie eine orientierende und beratende klinische Schluckuntersuchung zu empfehlen ist. Generell zeigte in dieser Datenanalyse die Gruppe der Patienten mit bulbärem Beginn im Vergleich zur Gruppe mit spinalem Beginn hinsichtlich der Dysphagie einen früheren Beginn, eine raschere Progredienz mit höherem Aspirationsrisiko und gravierendere Einschränkungen der Nahrungsaufnahme. Kompensatorische Maßnahmen wie Kopfanteflexion beim Schlucken und Nachschlucken zur Vermeidung von Retentionen in Kombination mit einer Anpassung der Kostform zeigten sich unabhängig vom Verlaufstyp generell effektiv und sind daher empfehlenswert.

Apparative Schluckuntersuchungen

Durch eine klinische Schluckuntersuchung allein kann keine zuverlässige Aussage über die tatsächliche Qualität des Schluckens, die zugrunde liegende Pathophysiologie sowie die Therapieoptionen getroffen werden. Daher sollte im Krankheitsverlauf regelmäßig eine apparative Untersuchung des Schluckens durchgeführt werden. Diese ist entweder mit der videofluoroskopischen Untersuchung (**V**ideo**f**luoroscopic Evaluation of **S**wallowing = VFS) nach Logemann (1993) oder einer videoendoskopischen Untersuchung (**F**lexible **E**ndoscopic **E**valuation of **S**wallowing = FEES, Langmore, 2001) möglich. Beide Methoden ergänzen sich und weisen je nach Grunderkrankung und Krankheitsphase Vor- und Nachteile auf.

Bei der FEES wird ein Fiber-Naso-Pharyngo-Laryngoskop oder Videoendoskop transnasal bis zur sogenannten „home-position" im Hypopharynx eingeführt. Nach einer Ruhebeobachtung und Funktionsprüfung der pharyngealen und laryngealen Strukturen werden verschiedene Konsistenzen unter Sicht geschluckt und anhand einer Videodokumentation beurteilt.

Bei der VFS können im lateralen und anterioren Strahlengang alle Schluckphasen röntgenkinematographisch dargestellt und anschließend ebenfalls videogestützt qualitativ und quantitativ beurteilt werden. Eine differenzierte Ableitung therapeutischer Maßnahmen und Manöver ist hier möglich. Die orale Vorbereitungs- und Transportphase sowie die Larynx-Hyoidelevation und Ösophagussphinkteröffnung während der pharyngealen Phase sind sequenziell sichtbar. Relevante Symptome wie Nahrungsretentionen, -penetration und -aspiration sind quantitativ und qualitativ beurteilbar. Die Aussagekraft über die Schluckfunktion selbst wird bei dieser Methode daher etwas besser eingeschätzt als bei der FEES.

Der entscheidende Vorteil der FEES hingegen liegt in der Möglichkeit zur direkten Beurteilung und Funktionsprüfung der laryngealen und pharyngealen Strukturen sowie des Sekretmanagements. Letzteres stellt im Krankheitsverlauf bei ALS ein zentrales Problem dar, das unabhängig von der Fragestellung oraler Ernährungsoptionen fortlaufend evaluiert werden sollte. Im Rahmen einer FEES können Speichelretention, -penetration oder -aspiration beurteilt werden, was atemtherapeutisch von hoher Relevanz ist. Hinsichtlich der funktionellen Dysphagiesymptomatik können im Rahmen der FEES nur indirekt Rückschlüsse auf eine Pathophysiologie gezogen werden. Ebenso sind die orale Vorbereitungs- und Transportphase in der FEES nicht sichtbar und daher nur indirekt bzw. klinisch zu beurteilen. Eine direkte Beurteilung des Zeitpunkts der Schluckreflextriggerung, des Ausmaßes der hyolaryngealen Exkursion oder der Zungenbasisretraktion ist nicht möglich. Ebenso kann aufgrund der fehlenden Sicht während des Schluckvorgangs – selbst wenn durch Berührung der Endoskopspitze mit dem kontrahierten Pharynxschlauch das Licht maximal reflektiert wird („white out“) – keine intradeglutitive Aspiration beobachtet werden. Der erfahrene Untersucher kann allerdings indirekt Rückschlüsse auf die Boluskontrolle, die Sensibilität oder die pharyngeale Peristaltik ziehen und neben dem Ernährungsmanagement entsprechende schlucktherapeutische Maßnahmen empfehlen (vgl. auch Daniels & Huckabee, 2008).

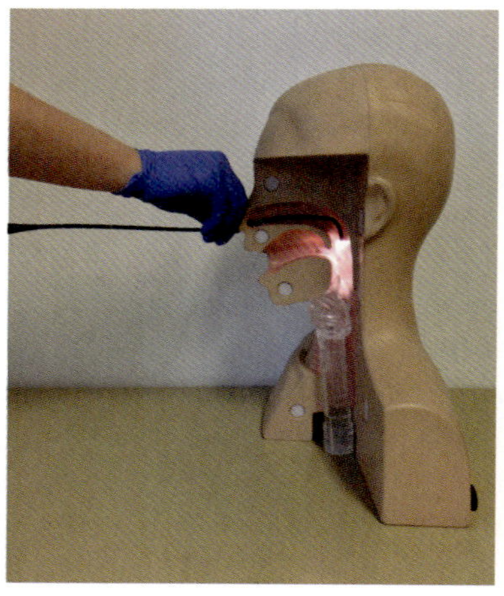

FEES-Homeposition

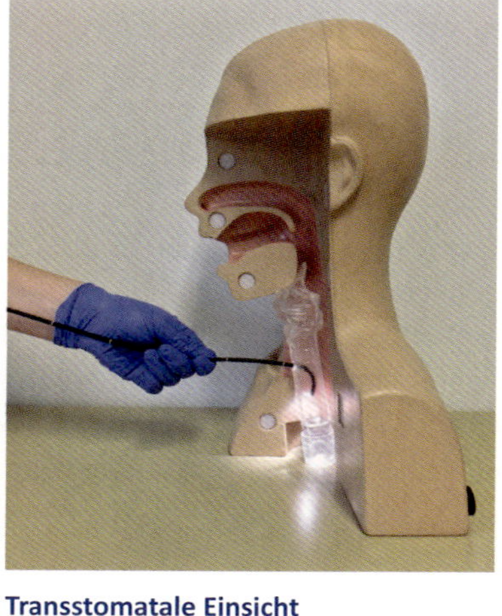

Transstomatale Einsicht

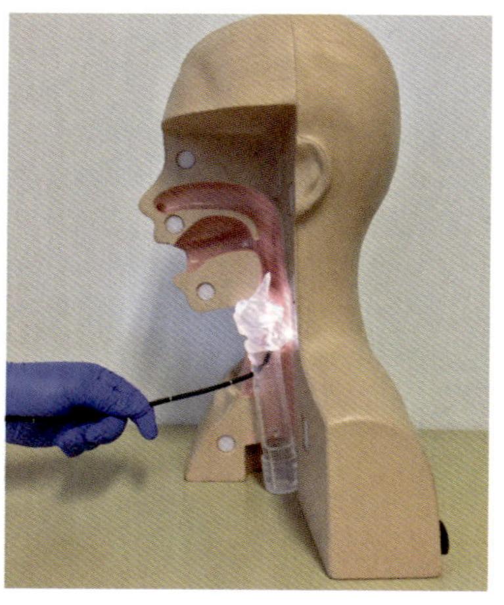

Transstomataler endoskopischer Zugang mit subglottischer Einsicht

Die FEES ist eine sichere und wenig invasive Methode mit sehr geringen Risiken und ohne Strahlenbelastung, sodass im Krankheitsprogress bei Bedarf auch niederschwellig Verlaufsuntersuchungen zur Absicherung des Ernährungsmanagements erfolgen können. Häufig, nahezu regelhaft, sind bei Patienten mit ALS die orale Vorbereitungsphase und die oropharyngeale Bolustransitzeit deutlich verlängert. Dies würde die Strahlenbelastung in der VFS in vielen Fällen über das vertretbare Maß hinaus erhöhen. Das notwendige Erproben von Kompensationsstrategien und Reinigungsmanövern ist in der FEES ohne zeitliche Einschränkungen möglich. Weiterhin ist die videoendoskopische Untersuchung integraler Bestandteil des Trachealkanülenmanagements im fortgeschrittenen Krankheitsstadium. Verschiedene Untersuchungspositionen (transnasal, oder transkanülär, transstomatal, retrolaryngeal) ergeben ein umfassendes Bild über die Schluckfunktion, das Speichelmanagement, die Schleimhautbeschaffenheit pharyngo-laryngeal und endotracheal sowie den Kanülensitz.

Tab. 2: FEES und VFS in einer vergleichenden Gegenüberstellung

	FEES	VFS
Methodisches Prinzip	Videoendoskopie	Röntgen-durchleuchtung
Strahlenbelastung	–	++
Komplikationen	+	+
Praktikabilität	+++	+
Kooperation erforderlich	(+)	++
Aussagekraft für das Sekretmanagement	+++	–
Aussagekraft über pharyngeale und laryngeale Strukturen	+++	–
Aussagekraft Schluckfunktion	++	+++
Erprobung kompensatorischer Strategien	+++	+

\+ vorhanden – nicht vorhanden

Hauptsymptomatik und Beispiele typischer Befunde bei ALS

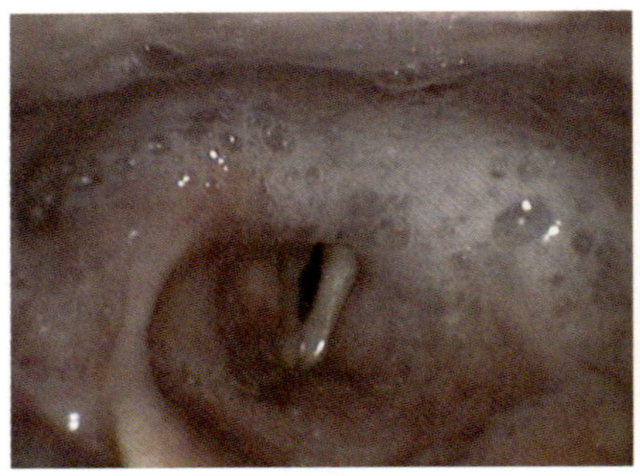

Speichelretentionen und -penetration

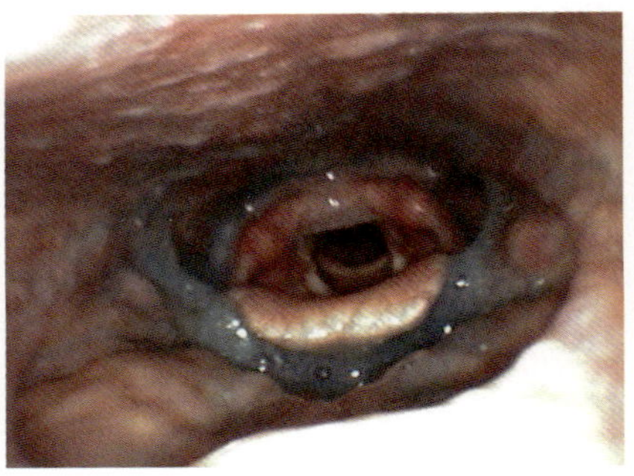

Retentionen von Brei

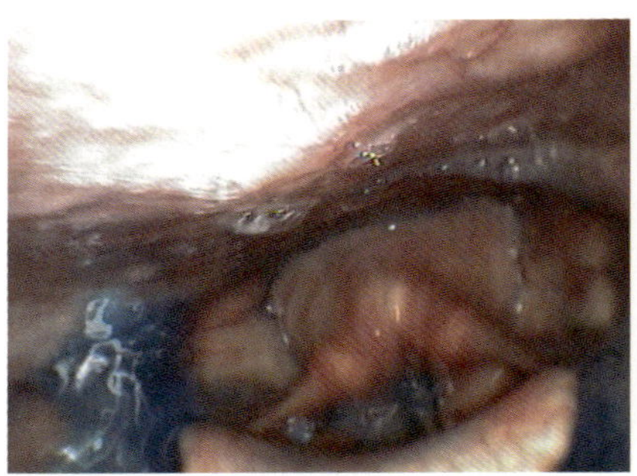

Leaking und tiefe Penetration

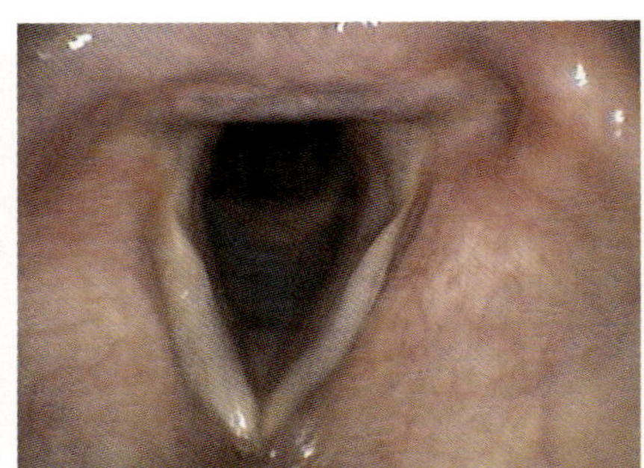

Aspiration

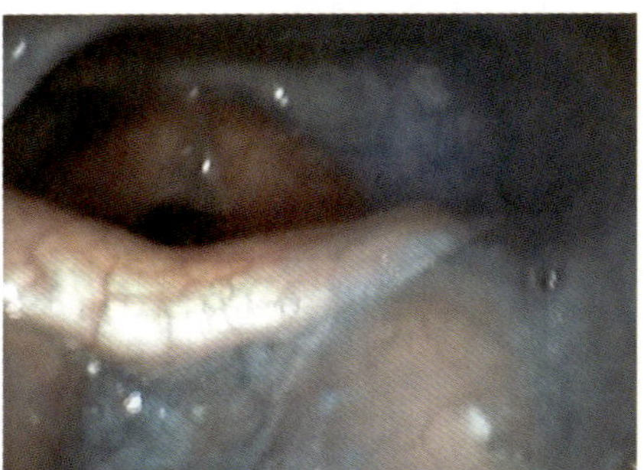

Residuen Flüssigkeit, Überlauf hintere Kommissur

Schlucksequenz 1 Bissen Brot

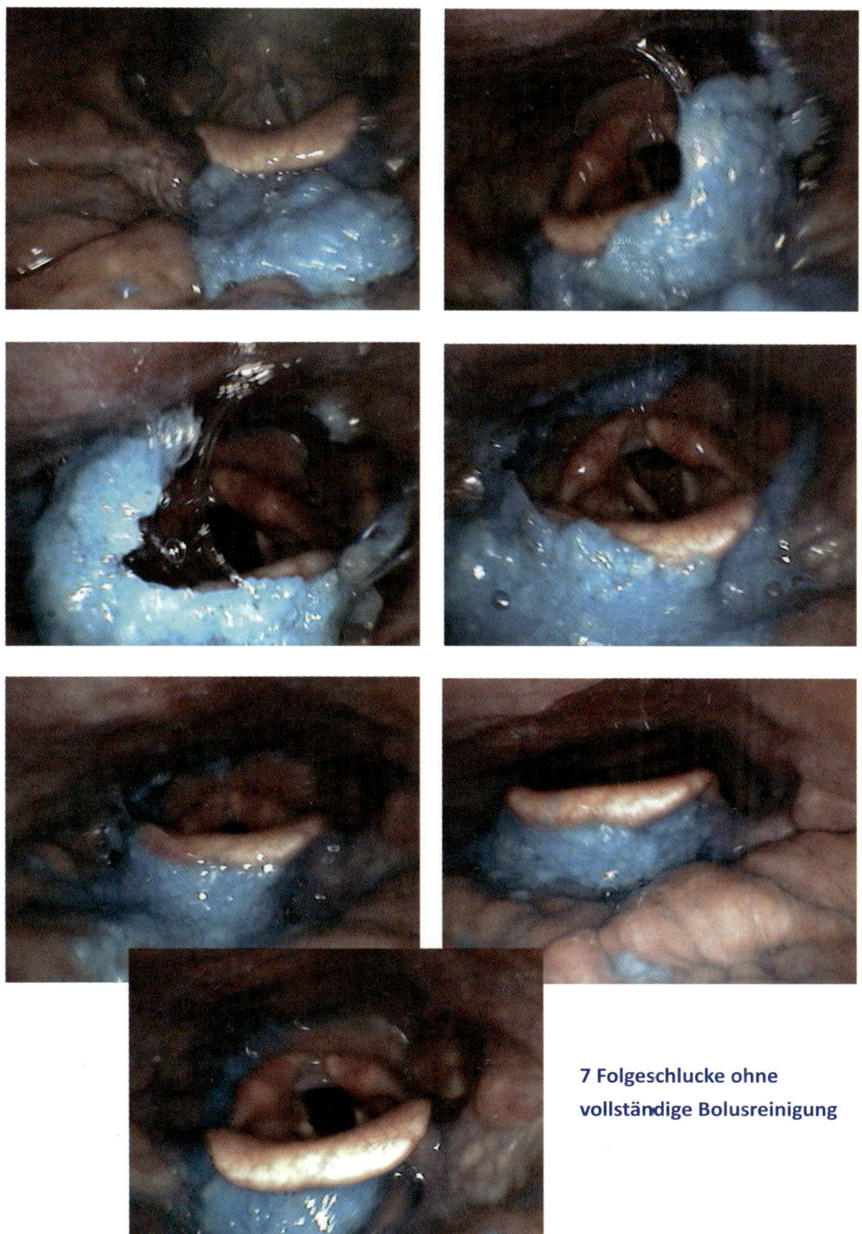

7 Folgeschlucke ohne vollständige Bolusreinigung

4

Schlucksequenz 1 Teelöffel Brei

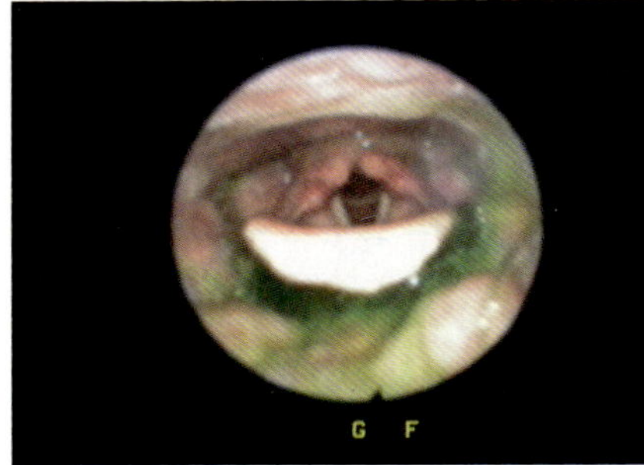

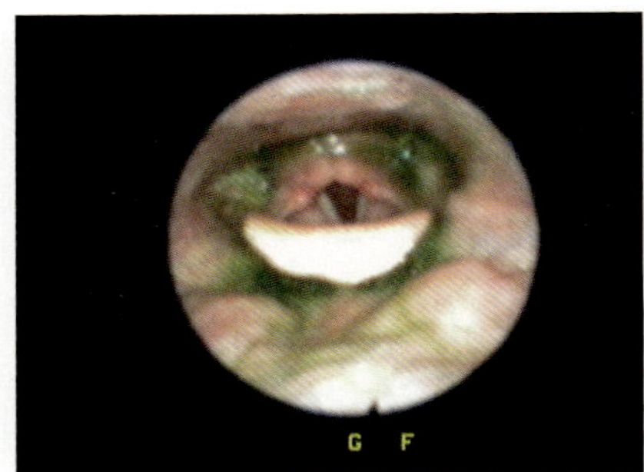

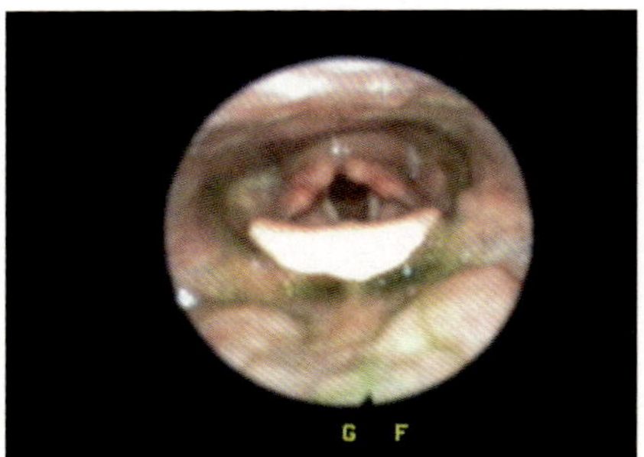

Fraktionierte und verlängerte pharyngeale Boluspassage mit Retentionen, effektive Reinigung durch Nachschlucken unter Kopfanteflexion

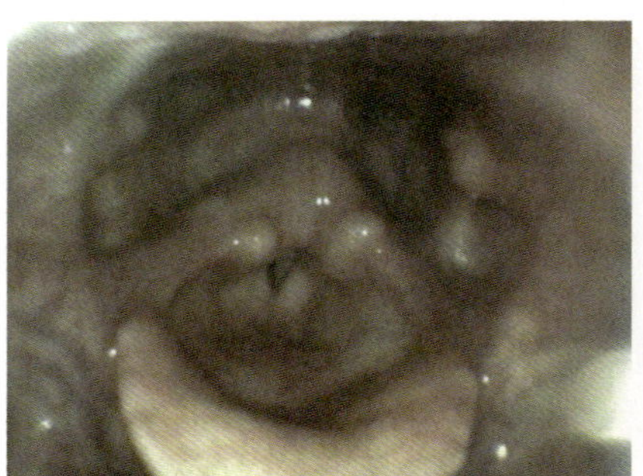

Unvollständiger Stimmlippenschluss und Taschenfaltenbeteiligung während der Phonation

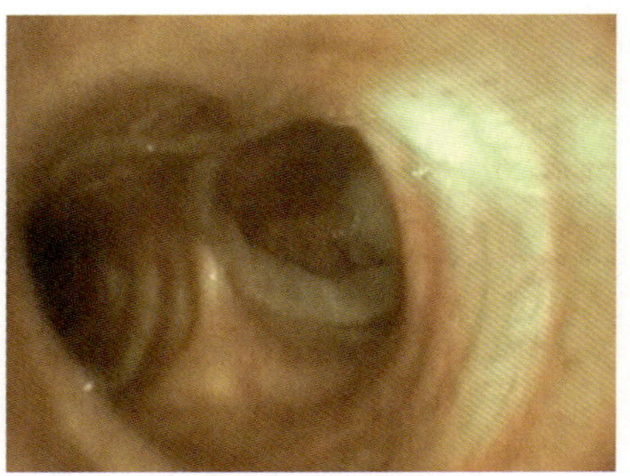

Blick transkanülär, Sekretansammlung linker Hauptbronchus

4.4 Folgen der Dysphagie

Mittelfristig können Dysphagien Dehydration und Mangelernährung zur Folge haben. Sie beeinträchtigen die Betroffenen erheblich und führen in Kombination mit den Muskelatrophien zu einem raschen Gewichtsverlust und Katabolismus (Silva et al., 2008). Appetitlosigkeit, Fremdkörpergefühl, Husten, die Unfähigkeit das Schlucken auszulösen sowie Speichelfluss und deutlich verlängerte Dauer der Nahrungsaufnahme führen oft zur Rückzugstendenz bis hin zur sozialen Isolation, die daher als psychosoziale Konsequenz einer Beeinträchtigung des Schluckens zu sehen sind (Farri et al., 2007).

FALLBEISPIEL Frau R.

B

Frau R. berichtete in einer Sitzung, dass sie einen Grillabend bei guten Freunden deprimiert und hungrig verlassen habe. Trotz Kenntnis der Erkrankung und großer Anteilnahme an ihrem Schicksal hatten die Gastgeber nicht bedacht, dass sie zu diesem Zeitpunkt nur noch breiige Kost zu sich nehmen konnte, und hatten daher nichts Entsprechendes vorbereitet. Allein der Nachtisch war ihr möglich zu essen – was niemandem weiter auffiel. Zu Hause habe sie nur noch weinen können.
Umso glücklicher war sie über die Tatsache, auf ihren regelmäßigen Urlaubsfahrten mit ihrem Mann im Wohnmobil Essen nach ihren Bedürfnissen zubereiten zu können und so auch auf Reisen ein Stück Unabhängigkeit zu erleben. Außerdem hatte sie einige gute (Fisch-)Restaurants gefunden, wo man sich sehr fürsorglich auf ihr Handicap einstellte und eigens für sie geeignete Menüs zusammenstellte.

Neben den bereits geschilderten Auswirkungen der Dysphagie auf Atmung und Ernährung zeigen sich insbesondere bei primär bulbären Verläufen durch die Veränderungen der orofazialen Motorik im Verlauf auch strukturelle Veränderungen.

Die orofazialen Strukturen und ihre Funktionen entwickeln sich vom Säugling bis zum Jugendlichen bzw. jungen Erwachsenen nach den Prinzipien der „funktionellen Anpassung". Knochenstruktur und Muskelfunktion stehen in wechselseitiger Beziehung. Formentwicklung und Funktion sind untrennbar miteinander verknüpft und den genetischen Informationen entsprechend die „Gestalter" des orofazialen Systems. Am Knochen ansetzende Bänder und Muskeln nehmen so Einfluss auf die Form des Knochens (periostale Matrix). Was bei der Entwicklung orofazialer Strukturen zu beobachten ist, kann sich auch eindrücklich in deren Degeneration darstellen. So ist bei Patienten mit ausgeprägter Bulbärsymptomatik im Krankheitsverlauf immer wieder eine Veränderung der knöchernen Struktur des harten Gaumens bis hin zum „gotischen Gaumen" zu beobachten. Möglicherweise ist dies auf den mangelnden Kontakt von Zunge und Gaumen vor allem beim Schlucken zurückzuführen. Ebenso verändern sich der Kiefer, das Zahnfleisch und die Zähne. Durch den fehlenden Mundschluss, verbunden mit vermehrter Mundatmung und fehlendem Kontakt von Zunge und Gaumen ist der intraorale sensorische Input herabgesetzt. Die Schluckfrequenz verringert sich dementsprechend. Das Zahnfleisch geht zurück, nicht selten kommt es trotz intensiver Mundhygiene zu Verfärbungen und Substanzschäden der Zähne. Durch die Atrophie der Kau- und Kiefermuskulatur kommt es zu (teilweise asymmetrischen) Bissveränderungen, mitunter lockern sich die Zähne. So verändert sich im Krankheitsverlauf neben der Funktion auch die Physiognomie im orofazialen Bereich. Dabei sind im späteren Verlauf primär neuromuskulär und sekundär durch Nichtgebrauch bedingte Veränderungen nicht immer klar abzugrenzen.

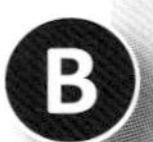

FALLBEISPIEL Frau R.

Frau R`s Zunge war 1 Jahr nach Erkrankungsbeginn zwar in ihrer Kraft und Beweglichkeit eingeschränkt, kam aber beim Sprechen und Schlucken noch mit dem Gaumen in Kontakt. Die Physiognomie des Gesichts sowie die knöcherne Struktur des Kiefers und des Gaumens waren unverändert. Äußerlich sah man der Patientin ihre Erkrankung nicht an und sie konnte weiche Nahrung mit Kompensation gut essen. Im weiteren Krankheitsverlauf wurde die Kiefermuskulatur schwächer und damit auch das Kauen. Hier zeigten sich zudem einschießende Spasmen, die sehr schmerzhaft waren und zu einem unwillkürlichen Zubeißen führten. Ein weiteres Jahr später konnte Frau R. nur noch pürierte Nahrung zu sich nehmen. Wiederum ein Jahr später war das Schlucken von Nahrung nicht mehr möglich. Die faziale Muskulatur war deutlich degeneriert, der Gesichtsausdruck stark verändert. Dies wurde durch die beginnende Atrophie der Halsmuskulatur noch verstärkt. Der Mundschluss war nur noch sehr schwach möglich. Trotz speichelreduzierender Maßnahmen (Injektionen von Botulinumtoxin) sammelte sich noch zu viel Speichel in der Mundhöhle, da das Speichelschlucken nicht mehr suffizient möglich war. Parallel zeigten sich trotz sehr guter Mundhygiene nicht zu beeinflussende Verfärbungen der Zähne und ein Rückgang des Zahnfleisches. Einzelne Zähne lockerten sich und mussten gezogen werden. Deutlich zu beobachten war auch ein Rückgang des harten Gaumens, sodass sich später ein „gotischer Gaumen" bildete.

FALLBEISPIEL Frau P.

B

Frau P. zeigte ca. 2,5 Jahre nach Erstdiagnose der ALS noch Restfunktionen der orofazialen Muskulatur, sodass sie noch einzelne Worte verständlich sprechen und kleine Mengen Flüssigkeit sowie Brei oral zu sich nehmen konnte. Die Mundpflege wurde bis zu diesem Zeitpunkt zweimal täglich durchgeführt. Auch die Teilzahnprothese wurde dabei entfernt und gesäubert. Nach weiteren 9 Monaten waren Zunge und Kiefermuskulatur so stark atrophiert, dass die Zunge ihre Reinigungsfunktion nicht mehr ausführen konnte und der Kiefer aufgrund einer ausgeprägten Spastik trotz mehrfacher Botulinumtoxin-Injektionen und tonusreduzierender Medikation nur noch mithilfe von Dehnübungen weit geöffnet werden konnte. Beim Versuch, die Zahnprothese zu entnehmen, war der Würgreiz so extrem gesteigert, dass Frau P. Luftnot bekam und diese Maßnahme zur Mundpflege verweigerte. Aus demselben Grund konnte auch keine Zahnbürste mehr verwendet werden. Die Folge waren Entzündungen des Zahnfleisches, ausgeprägte Zahnschiefstellungen und im Verlauf Wucherungen am vorderen Gaumen und in geringerer Ausprägung an den Molaren, die trotz Mundpflege mit dentalen Schwämmchen und einer speziell vom Zahnarzt verordneten Mundpflegelösung rezidivierend zu Blutungen führten. Schmerzen gab die Patientin dabei nicht an. Sie klagte allerdings über einen sehr schlechten Geschmack. Während der Mundpflege war ein ausgeprägter Mundgeruch wahrzunehmen, der erst durch Anwendung von Chlorhexidin deutlich reduziert werden konnte. Im Verlauf wuchs die Teilzahnprothese in die Wucherungen ein und musste chirurgisch entfernt werden.

FALLBEISPIEL Herr A.

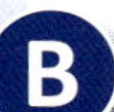

Herr A. hatte zeit seines Lebens auf eine sehr gute Mundhygiene geachtet. Regelmäßiges Zähneputzen sowie die professionelle Zahnreinigung zweimal jährlich einschließlich der Prophylaxebehandlung waren für ihn obligat. Aufgrund der ALS wurde der Kraftaufwand beim Zähneputzen so hoch, dass er diese Prozedur gern ausließ oder auf ein Mal täglich beschränkte. Das Resultat war sehr häufiges Zahnfleischbluten. In der logopädischen Therapie wurden daraufhin entlastende Strategien beim Zähneputzen erarbeitet. Eine sitzende Haltung entlastete den Patienten dabei. Außerdem konnte der Kraftaufwand durch das selbstständige Halten des Unterkiefers reduziert werden. Aufgrund der atrophierten Wangenmuskulatur war dem Patienten das Mundspülen nicht möglich. Abhilfe brachten eine Munddusche und das Ausspülen der Mundhöhle durch Wackeln des Kopfes. Nach nur zwei Wochen war kein Zahnfleischbluten mehr vorhanden.

4.5 Behandlung der Dysphagie bei ALS

Auf der Basis der apparativen Diagnostik werden die Optionen einer sicheren oralen Ernährung sowie die Möglichkeiten kompensatorischer und adaptierender Verfahren abgeleitet. Diese müssen im Krankheitsverlauf im Tandem mit dem behandelnden Arzt immer wieder aktualisiert werden.

4.5.1 Ausgewählte Maßnahmen der funktionellen Dysphagietherapie

Restituierende Verfahren

Aufgrund der raschen Muskelermüdung und der Progredienz der Erkrankung profitieren ALS-Patienten nur wenig von wiederherstellenden Verfahren in der Dysphagietherapie. Immer wieder beklagen Patienten, dass noch Stunden nach der logopädischen Therapie mit repetitiven Mundmotorikübungen und orofazialen Kraft- und Widerstandsübungen die Nahrungsaufnahme deutlich erschwert sei. Einige berichten, sie hätten die logopädische Therapie beendet, da sie eher negative Effekte auf die Funktionsfähigkeit der am Schlucken beteiligten Muskulatur beobachtet hätten. Systematische Untersuchungen hierzu liegen nicht vor. Wir wissen also derzeit nicht, ob ein gezieltes Krafttraining den Abbau der am Schlucken beteiligten Muskulatur verlangsamt oder sogar beschleunigt.

Ebenso gibt es derzeit keine Nachweise, ob gezielte Bewegungsübungen in irgendeiner Weise funktionserhaltend wirken. Die klinische Erfahrung zeigt aber, dass ausgewählte und wohldosierte restituierende Maßnahmen von den Betroffenen als angenehm und hilfreich empfunden werden und kurzfristig (z. B. unmittelbar vor dem Essen) zu einer Verbesserung der Schluckfunktion führen können. So können in Abhängigkeit von der jeweiligen Symptomatik (schlaffe oder spastische Lähmung) thermische oder taktile Stimuli eingesetzt werden: Tapping, Vibration, Icing, moderate Dehnungs- oder Widerstandsübungen. Ebenso werden geführte und autonome funktionell relevante Bewegungen als wohltuend und zielführend empfunden. Für die lokale Applikation von Vibrationen werden häufig Geräte verwendet, die auf der Basis von Schallwellen mechanisch auf Gewebe und Sekrete einwirken. Durch diese besondere Tiefenwirkung sollen der Durchblutungsprozess gefördert und der Stoffwechsel angeregt werden. Inzwischen sind auch spezielle Aufsätze für die intraorale Behandlung entwickelt worden. Nach einer wohldosierten individuellen Anwendung berichten Patienten im Anschluss z. T. von einer besseren taktil-kinästhetischen intraoralen Wahrnehmung sowie einer kurzzeitigen Verbesserung der Bewegungsamplitude der Zunge und Erhöhung der Schluckfrequenz. Wie auch bei manuellen oder thermischen Stimulationen können hier aber keine Langzeiterfolge erzielt werden. Kurzfristig verbessertes Speichelmanagement oder verbesserter oropharyngealer Bolustransport sowie ein angenehmes Empfinden werden klinisch häufig beobachtet, ihre Nachhaltigkeit muss aber noch erwiesen werden. Systematische Beobachtungen im Sinne klinischer Studien liegen bisher weder zu den manuellen noch zu den apparativen Techniken vor.

Grundsätzlich sollten sich der klinischen Erfahrung nach motorische Bewegungsübungen stark an der Funktion orientieren, d. h. immer mit dem Fokus auf die für die jeweilige Funktion erforderliche Kraft und den erforderlichen Bewegungsradius. Einer passiven Stimulation sollte idealerweise, je nach Funktionsfähigkeit, eine Bewegung folgen. Ist dies nicht möglich, kann die Aufmerksamkeit auf den stimulierten Bereich gelenkt und so die vorhandene Restfunktion aktiviert werden: *„Was wir nicht bewegen, spüren wir nicht, was wir nicht spüren, bewegen wir nicht."* Je nach Tonussituation kommen hier hemmende oder stimulierende Maßnahmen zum Einsatz.

Jegliche Kau- und Schluckbewegungen geschehen natürlicherweise bei geschlossenem Mund/Kiefer. Der Bewegungsradius der Zunge geht allenfalls beim Reinigen der Wangentaschen oder des Mundvorhofes über die Zahnreihen hinaus. Vertikal bewegt sich die Zunge nicht höher als bis zum harten und weichen Gaumen, horizontal nicht weiter als bis in die Wangentaschen, zu den Lippen oder in die Mundwinkel. Isolierte repetitive Mundmotorik-Übungen mit herausgestreckter Zunge bei geöffnetem Kiefer sind also wenig zielführend, zumal sie sehr bald nicht mehr möglich sind und allenfalls den Krankheitsprogress stärker vor Augen führen. Dies gilt insbesondere, wenn die Übungen mit erhöhtem Krafteinsatz oder gegen Widerstand durchgeführt werden. Sinnvoll hingegen im Sinne eines ökonomischen Gebrauchs der vorhandenen (Rest-)Funktion sind erfahrungsgemäß intraorale Bewegungsübungen im Anschluss an taktile, vibratorische oder thermische Stimulationen.

Beispiele für funktionsorientierte Bewegungsübungen, die den Erhalt der Funktion und die Vermeidung sekundärer Atrophie durch Nichtgebrauch unterstützen:

- Zunge an den Gaumen anlegen
- Zunge zwischen die Molaren schieben
- mit der Zunge am Gaumen, an den Zähnen oder in den Wangen entlang fahren, als wollte man Speise sammeln oder Speisereste entfernen etc.
- Lippen schließen und locker aufeinander reiben
- Lippen mit der Zunge ablecken, befeuchten

Auch passive Maßnahmen eignen sich zur Tonusregulation und (kurzfristigen) Verbesserung von Wahrnehmung und Funktion der orofazialen Strukturen. So kann z. B. lang anhaltender Druck auf den hypertonen Zungenkörper den Tonus senken und so kurzfristig den Bewegungsradius erhöhen. Manuelles Tapping oder Kurzzeiteis können geeignete Stimulationen sein, die kurzfristig die Kraft der Zunge beim Schlucken heraufsetzen und den Nahrungstransport so erleichtern. Wird dies als hilfreich und effektiv empfunden, ist es sinnvoll, Angehörige oder Pflegepersonen dementsprechend anzuleiten und auf diese Weise die Mahlzeiten zu begleiten. Im späteren Verlauf der Erkrankung kann das Speichelmanagement so gut unterstützt werden.

Laut Erfahrungsberichten von Patienten und Therapeuten ist das Konzept der Orofazialen Regulationstherapie nach Castillo Morales (ORT) in diesem Zusammenhang empfehlenswert (Castillo Morales, 1991). Patienten mit ALS berichten in der klinischen Erfahrung bei der Behandlung nach dem ORT-Konzept regelhaft von subjektiven Verbesserungen der orofazialen Empfindung und Motorik. Das Gesicht fühle sich anschließend leichter an und die Bewegungen seien müheloser. Eine Erhöhung der Schluckfrequenz und Verbesserung des Speichelschluckens sind ebenfalls häufig zu beobachten.

Gleiches gilt für die Methode der Neurodynamik nach Butler (1998, nach Shacklock, 2006), wie sie häufig von Physio- und Ergotherapeuten im Bereich der Extremitätenmotorik angewendet wird. Mittlerweile setzen entsprechend geschulte Logopäden diese Methode auch als restituierende Maßnahme in der Dysarthrie- und Dysphagietherapie ein.

Orale Stimulationen nach dem Konzept der facio-oralen Trakt-Therapie (F.O.T.T®) nach Kay Coombes werden ebenfalls weit verbreitet eingesetzt (Nusser-Müller-Busch, 2004).

Alle genannten Methoden erzielen ähnliche Effekte. Klinische Studien zum besseren Verständnis der Wirkweise und des funktionellen Ergebnisses wären hilfreich, um ein evidenzbasiertes Behandlungskonzept für die Gruppe der ALS-Patienten zu erstellen, liegen aber noch nicht vor. Allen genannten Ansätzen ist gemeinsam, dass sie von vielen Betroffenen selbst als wohltuend und erleichternd empfunden werden und im Rahmen der funktionellen Einschränkungen lindernd bzw. funktionsverbessernd wirken.

Kompensatorische Verfahren

Kompensatorische Verfahren umfassen Modifikationen des Schluckvorganges durch Haltungsänderungen oder Schlucktechniken mit dem Ziel, trotz Funktionseinschränkungen ein sicheres Schlucken zu ermöglichen. Haltungsänderungen sind einfach durchzuführen und eignen sich auch für Patienten mit milden kognitiven Beeinträchtigungen. Da es bei der ALS zu Atrophien der Halsmuskulatur kommen kann, ist es jedoch nicht immer möglich, die verschiedenen Kopfhaltepositionen ohne Anstrengung einzunehmen. Im Einzelfall sind Hilfestellungen, Hilfsmittel oder spezielle Lagerungen erforderlich. Auch sind aufgrund der speziellen Pathophysiologie nicht alle Schlucktechniken uneingeschränkt anwendbar. Kräftiges Schlucken, supersupraglottisches Schlucken und die Mendelsohn-Technik können aufgrund von Paresen und Atrophien möglicherweise nicht oder nur mit erheblicher Anstrengung angewandt werden. Die supraglottische Schlucktechnik, das supersupraglottische Schlucken und die supraglottische Kipptechnik erfordern darüber hinaus eine ausreichende Vitalkapazität. Diese kann infolge der respiratorischen Insuffizienz im Verlauf der Erkrankung deutlich reduziert sein. Insbesondere die Fähigkeit zu einem effektiven willkürlichen Hustenstoß bzw. einem mindestens suffizienten Glottisschluss- und/oder Taschenfaltenschluss zum Räuspern sollte hier gegeben sein. Ausgeprägte kognitive Defizite können die Umsetzung der Schlucktechniken beeinträchtigen.

In der nachstehenden Tabelle, adaptiert aus der Übersicht in der Leitlinie „Neurogene Dysphagien“ der DGN in der aktualisierten Version von 2015, sind die wichtigsten kompensatorischen Maßnahmen, wie sie für diese Patientengruppe anwendbar sind, zusammengestellt. Mit * markierte Techniken und Evidenzen bedeuten „nach klinischer Expertenmeinung“.

Tab. 3: Die wichtigsten kompensatorischen Maßnahmen

Art der Störung	Art des Verfahrens
▪ Verzögerte Auslösung des Schluckreflexes und/oder reduzierte orale Boluskontrolle	▪ Kopfneigung nach vorne (chin tuck)
▪ Gestörte pharyngeale Kontraktion, reduzierter Zungenbasis-Rachenabschluss	▪ Kräftiges Schlucken (effortful swallow)
▪ Prä- oder/und intradeglutitive Aspiration (unvollständiger/ungenügender Verschluss des Aditus laryngis; verzögerter Schluckreflex) ▪ *Prädeglutitives Abgleiten von Flüssigkeit aufgrund mangelnder oraler Boluskontrolle, z. B. bei myathropher Zunge	▪ Supraglottisches Schlucken (SGS): bewusstes Atemanhalten unmittelbar vor und während des Schluckens, dann kurzes Husten ▪ Supersupraglottisches Schlucken (SSGS): zusätzlich Atem fest anhalten/leicht pressen
▪ Fehlender Lippenschluss ▪ Reduzierter Tonus der Wangenmuskulatur ▪ Unzureichende Annäherung der Zunge an den Gaumen	▪ Selbstständiger Kieferkontrollgriff (SKKG) 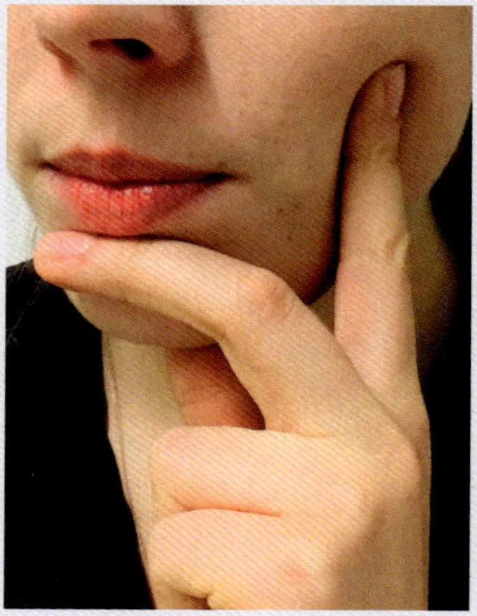

Ziel	Studien zur Wirksamkeit
■ Vermeidung einer prä- oder intradeglutitiven Aspiration ■ Vermeidung bzw. Verringerung von Retentionen in den Valleculae	■ Shanahan et al., 1993
■ Verbesserung der Schubkraft der Zunge und des Intrabolusdruckes und damit des Bolustransportes	■ Lazarus et al., 2002; Huckabee et al., 2005; Steele und Huckabee, 2007 ■ *Bei ALS bedingt in frühen Phasen
■ Stimmlippenschluss und Reinigung des Kehlkopfeingangs, Schutz der Atemwege ■ * ggf. modifiziertes Manöver, angepasst an respiratorische Kapazitäten ■ bei SSGS durch Taschenfaltenschluss und Kippen der Aryknorpel mit noch besserem Schutz vor Aspiration	■ Ohmae et al., 1996; Hist et al., 1998 ■ * cave: bedingt in frühen Phasen ■ cave: vorzeitige Ermüdung
■ Passiver Lippenschluss und Vermeidung von anteriorem Drooling ■ Reduzierung von Retentionen in den Wangentaschen ■ Erleichterung der Schluckinitiierung	■ *Klinische Erfahrung

4

Adaptive Verfahren

Zu den adaptiven Verfahren gehören diätetische Maßnahmen, die Nahrungsplatzierung, Ess- und Trinkhilfen sowie die therapeutische Essenbegleitung. An dieser Stelle sei auf die diätischen Maßnahmen hingewiesen, die das NOD-Stufenkonzept© (Ickenstein et al., 2009) beinhaltet.

Eine Platzierung der Nahrung im Mund ist hilfreich, wenn aufgrund der Zungenparese ein ausreichender Bolustransport in der Mundhöhle nicht mehr möglich ist. Die optimale Position der Nahrung auf der Zunge sollte ausprobiert werden und hängt im Wesentlichen von der Fähigkeit zur oralen Boluskontrolle ab. Meist ist dies nur bei homogenen breiigen Nahrungskonsistenzen möglich. Andernfalls kann ein unkontrolliertes Abgleiten von Bolusteilen Aspirationen zur Folge haben.

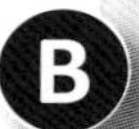

FALLBEISPIEL Frau R.

Frau R. konnte aufgrund einer ausgeprägten Zungenparese mit Faszikulationen und Atrophie nur noch mit viel Mühe die Speise im Mund bewegen und nach hinten transportieren. Häufig blieben Speisereste in den Wangentaschen liegen, die sie mit dem Finger auf die Zunge schob bzw. entfernte. Ein gezieltes Platzieren der vorwiegend breiig-weichen Nahrung half beim oralen Bolustransport. Durch das Schlucken mit Kopfanteflexion konnten die pharyngealen Retentionen in den Valleculae reduziert und mit Nachschlucken entfernt werden. Dieser Zustand hielt sich einige Monate bis zu einer erneuten Verschlechterung der Symptomatik: Frau R. hatte beobachtet, dass sich vermehrt Speisen auf der rechten Seite sammelten. Eine Inspektion der Mundhöhle und Palpation der Zunge zeigte nun eine rechtsbetonte Verschlechterung der Zungenatrophie mit deutlicher Asymmetrie. Die rechte Zungenhälfte sowie die Velumelevation rechts in Ruhe, beim Hauchen und Phonieren waren jetzt deutlich schwächer. Das Platzieren der Nahrung auf der linken Zungenhälfte und das Schlucken mit Kopfneigung nach links brachten eine deutliche Erleichterung. Durch eine Eisstimulation der schwächeren Zungenhälfte konnte ein zusätzlicher positiver Kurzzeiteffekt erzielt werden.

Eine weitere derzeit noch nicht sehr verbreitete adaptive Methode stellt die Anpassung einer Gaumenprothese dar. Diese individuell vom Zahnarzt anzufertigende Prothese kleidet einen Teil des Gaumens aus und erleichtert durch die Verkürzung des Zungenweges gegen den harten Gaumen den vollständigen oralen Bolustransport (Ledl, 2016).

Ess- und Trinkhilfen umfassen speziell angefertigtes Besteck, Teller, Unterlagen und Trinkgefäße sowie Hilfsmittel zur Nahrungsplatzierung wie z. B. Schiebelöffel. Sie sollten mit dem Patienten ausprobiert und individuell an die Problematik der Nahrungsaufnahme angepasst werden. Sanitätshäuser und die Ergotherapie bieten hier Unterstützung.

Bei Patienten mit spinalem Verlaufstyp wird die Nahrungsaufnahme häufig durch die Lähmung der Arme eingeschränkt. Diese kann sich negativ auf die ansonsten unter Umständen erst mäßig beeinträchtigte Schluckfunktion auswirken, wenn die Betroffenen ohne Hilfe essen und trinken möchten. Das mühsame Anheben der Arme gegen die Schwerkraft geschieht oft unter kompensatorischem Einsatz der Schulter- und Halsmuskulatur. Die Tonusverhältnisse der Schluckmuskulatur werden negativ beeinflusst und das sichere Schlucken erschwert. Die Anstrengung verursacht zudem eine Erhöhung der Atemfrequenz und eine vorzeitige Erschöpfung. Alternativ beugen sich viele Patienten sehr tief

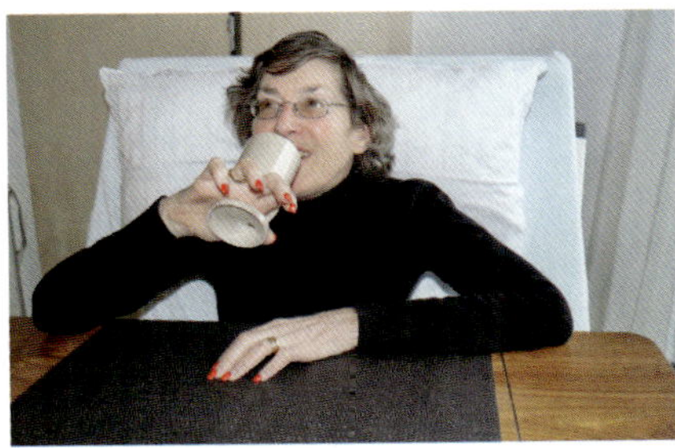

Optional höhenverstellbarer Tisch, spezieller Trinkbecher

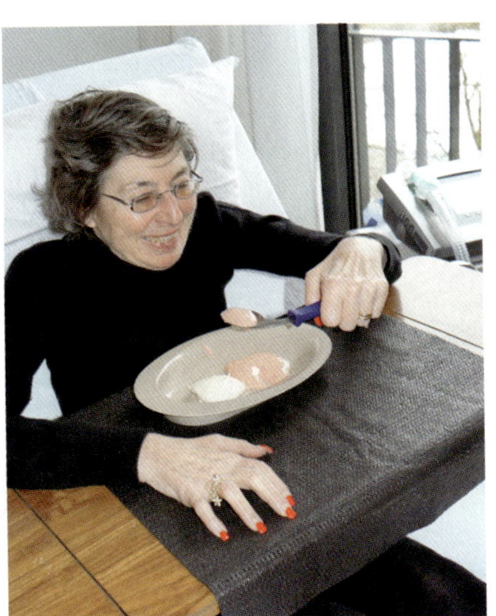

Gebogener Löffel mit Griffverdickung, Teller mit Randerhöhung

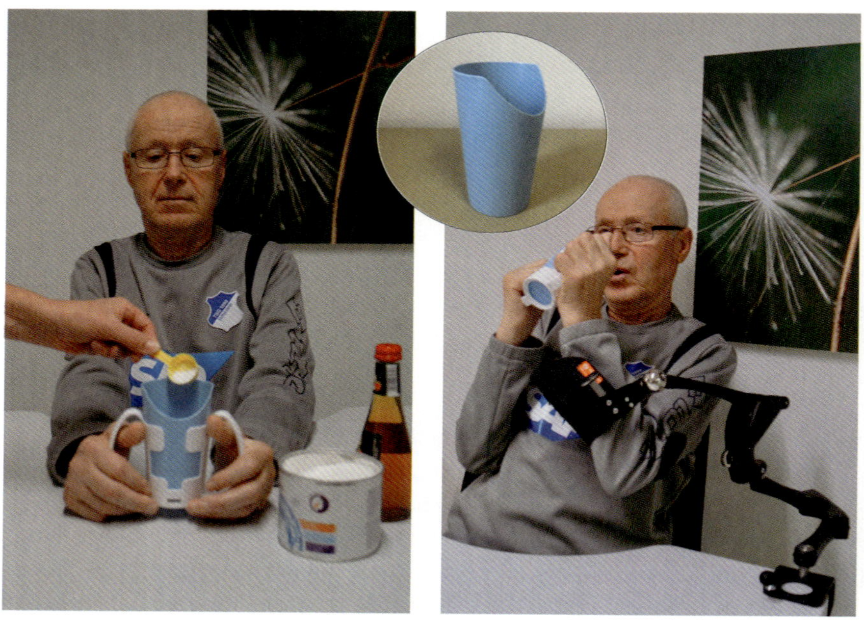

Hilfsmittel, Nasenausschnittbecher mit Griffeeinsatz, Andickungsmittel

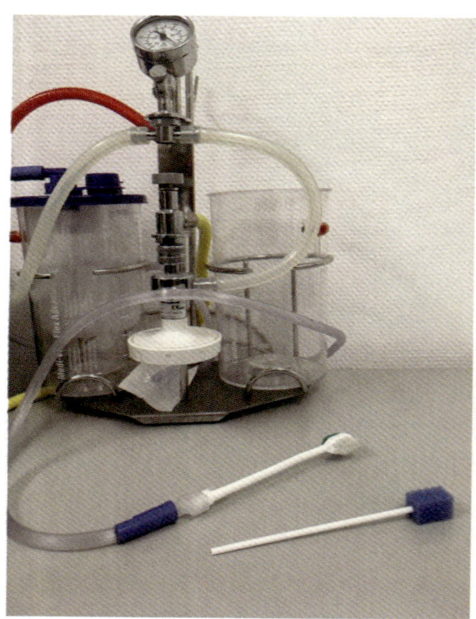

Zahnbürste mit Absaugvorrichtung, Mundstäbchen mit Schwamm

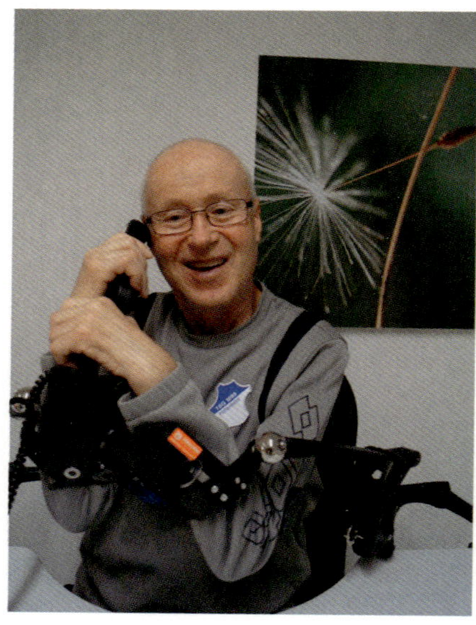

Armunterstützungssystem

in Richtung Teller, um den Weg der Nahrung zum Mund zu verkürzen, was die Hals- und Rückenmuskulatur entsprechend belastet. Eine Haltungsänderung mit einer Lagerung der Arme auf Kinn- oder Brusthöhe und Ablegen des Ellbogens zeigt im klinischen Alltag oft unmittelbar positive Effekte. Es muss nicht mehr der ganze Arm gegen die Schwerkraft gehoben werden, die Hand bewegt sich auf der Horizontalen zum Mund. Der Krafteinsatz ist deutlich geringer, das Schultergelenk wird entlastet. Diese Position lässt sich durch einfache Aufbauten auf den Esstisch oder eine tiefere Sitzposition erzielen. Alternativ gibt es mechanische Armheber, die als Hilfsmittel verordnet werden können.

PEG-Anlage bei ALS

Ernährungssonden erlauben es, Patienten mit Schluckstörungen komplett oder teilweise Nahrung, Flüssigkeit und Medikamente unter Umgehung des oralen Bereiches direkt in den Magen (oder proximalen Dünndarm, dem sog. Jejunum) zuzuführen. Wenn die Dauer der Sondenernährung absehbar über vier Wochen beträgt, was bei der ALS praktisch immer der Fall ist, wird die Sonde perkutan, d. h. durch die Bauchdecke, gelegt. Die perkutane endoskopische Gastrostomie (PEG) stellt dabei vor der perkutanen endoskopischen Jejunostomie (PEJ) die mit Abstand häufigste Variante dar (Prosiegel & Weber, 2013).

Da die Entscheidung über eine PEG-Anlage neben der Entscheidung über eine Beatmung (siehe dort) eine der wichtigsten therapeutischen Weichenstellungen im Krankheitsverlauf der ALS darstellt, ist eine Kenntnis ihrer Grundlagen für Patienten, Therapeuten und Angehörige sehr wichtig.

Es gibt verschiedene Verfahren zur Sondenplatzierung, aber bei der ALS kommt meist die klassische PEG zum Einsatz (Dorst et al., 2015). Die endoskopische Anlage kann mittels drei verschiedener Verfahren erfolgen: der Fadendurchzugsmethode, dem Durchschubverfahren oder der Direktpunktion. Der Patient muss acht Stunden vor dem Eingriff nüchtern bleiben und bekommt eine Antibiotikaprophylaxe sowie eine Analgosedierung. Dann wird die Punktionsstelle bestimmt, indem die endoskopisch in den Magen eingebrachte Lichtquelle durch die Bauchdecke aufgesucht wird. An dieser Stelle wird eine Inzision durchgeführt, durch die die Magensonde eingeführt wird (Prosiegel & Weber, 2013).

Alternative Methoden sind die radiologisch platzierte Gastrostomie (radiologically inserted gastrostomy, RIG) und die per-oral bildgebungsgeleitete Gastrostomie (per-oral image guided gastrostomy, PIG). Vergleichende Studien haben keine wesentlichen Unterschiede bezüglich Überleben und Komplikationen zwischen den drei Methoden gezeigt (Stavroulakis et al., 2013), sodass bei der Wahl der Methode die örtliche Expertise führend sein sollte (Dorst et al., 2015).

4.6 Ernährung bei ALS

Ein ungewollter, oft dramatischer Gewichtsverlust bis hin zur Auszehrung ist im Krankheitsverlauf der ALS ein häufiges Problem und stellt einen wichtigen und ungünstigen prognostischen Faktor dar (Dupuis et al., 2011). Umgekehrt hat sich gezeigt, dass eine Gewichtsstabilisierung den Verlauf der Erkrankung positiv beeinflusst. Es liegt also auf der Hand, dass die Sicherstellung einer ausreichenden und gefahrlosen Kalorienzufuhr eine sehr wichtige Stellschraube bei der Bewältigung der ALS darstellt.

Das Energie-Gleichgewicht des Körpers ergibt sich aus dem Verhältnis zwischen Energie-Zufuhr und Energie-Bedarf. Beide Seiten dieser Balance sind bei der ALS beeinträchtigt. Auf der einen Seite ist die Kalorienzufuhr bei Vorliegen einer Schluckstörung teilweise stark eingeschränkt. Andererseits besteht durch den muskulären Abbau ein kompensatorisch erhöhter Energiebedarf der verbleibenden Muskelmasse. Als wesentliche Faktoren des Gewichtsverlustes bei der ALS gelten daher gegenwärtig ein bislang unvollständig verstandener Hypermetabolismus, der Muskelabbau, zunehmende Schwierigkeiten bei der oralen Nahrungsaufnahme durch die Dysphagie und ein gleichzeitig erhöhter Energiebedarf (Dupuis et al., 2011). Der Muskelabbau wird dabei durch eine Kombination aus gesteigertem Muskelstoffwechsel und vermutlich zentralen Regulationsstörungen erklärt. Die körperliche Inaktivität scheint im Gegensatz dazu keine oder nur eine untergeordnete Rolle zu spielen. Daher ist z. B. ein gezieltes Muskelaufbautraining bei der ALS keine sinnvolle Maßnahme.

Die naheliegendste Maßnahme, um dem unerwünschten Gewichtsverlust bei der ALS entgegenzutreten, besteht sicher darin, die Kalorienzufuhr zu erhöhen. In der Tat zeigt sich, dass eine kalorienreiche Ernährung, sei es durch Umstellung auf hochkalorische konventionelle Nahrungsmittel oder durch hochkalorische Zusatznahrung, den Verlauf der ALS günstig beeinflusst (Dorst et al., 2013; Wills et al., 2014). Gravierende Nebenwirkungen sind bei dieser Maßnahme nicht zu erwarten. Eine umfassende Information der Patienten über diese Zusammenhänge ist wichtig, da oft Vorbehalte gegenüber einer gewollten Steigerung des Körpergewichts bestehen. Oft macht eine Dysphagie eine Konsistenzanpassung wie Andicken von Flüssigkeiten oder Pürieren der Mahlzeiten notwendig. Das Buch „Ernährung bei Schluckstörungen“ von Borasio, Husemeyer und Domenico hat sich hier als eine kreative und praxisorientierte Übersicht sehr bewährt (Borasio, 2016a).

Ist die Dysphagie so schwer, dass eine ausreichende Flüssigkeits- und Kalorienzufuhr rein oral nicht mehr sicher möglich ist, muss eine perkutane endoskopische Gastrostomie (PEG) empfohlen werden. Beratende Gespräche darüber sollten frühzeitig und fortlaufend geführt werden, da auch unabhängig von der Dysphagiesymptomatik limitierende Faktoren zu beachten sind. So ist ein dramatischer Gewichtsverlust ohne schwere Dysphagie eine mögliche Indikation für eine PEG. In einer multizentrischen PEG-Registerstudie zeigten sich ein BMI $< 18{,}5$ kg/m^2 zum Zeitpunkt der PEG-Anlage sowie ein Gewichtsverlust von mehr als 10 % als negative prognostische Faktoren für das Überleben nach PEG-Anlage. Eine hochkalorische PEG-Befahrung (> 1500 kcal/Tag) wiederum war mit einem verbesserten Überleben im Langzeitverlauf assoziiert. Es konnte auch gezeigt werden, dass eine Stabilisierung des Körpergewichts durch PEG möglich ist (Dorst et al., 2015).

Ebenso ist die respiratorische Funktion in diesem Zusammenhang zwingend im Blick zu behalten, da eine Vitalkapazität von unter 50 % zu vermehrten Komplikationen bei der PEG-Anlage führen kann. Allgemein wird eine eher frühe PEG-Anlage empfohlen (EFNS Task Force on Diagnosis and Management of Amyotrophic Lateral Sclerosis), aber jüngere prospektive Daten zeigen, dass auch in fortgeschrittenen Stadien der ALS und bei einer stark eingeschränkten Vitalkapazität dieser Eingriff noch sicher sein kann (Dorst et al., 2015). Für die Patienten ist es oft entlastend, zu erfahren, dass eine PEG-Anlage nicht zwingend bedeutet, dass keine orale Nahrungsaufnahme mehr erfolgen kann. Vielmehr wird durch die PEG ermöglicht, die Kalorienaufnahme vom Genuss-Essen zu trennen, und es ist durchaus möglich, weiterhin kleine Mengen von besonders gewünschten Speisen sicher oral zu sich zu nehmen.

Die Beratung und Auseinandersetzung mit dem Thema PEG sollte jenseits der medizinischen Belange immer auch die individuellen Lebensentwürfe und Vorstellungen der Betroffenen und ihrer Familien berücksichtigen (siehe auch Kapitel 2.1 *Medizinethische Aspekte der ALS*). Bei einer eher ablehnenden Haltung der PEG gegenüber ist es hilfreich, gemeinsam mit den Patienten und ihren (pflegenden) Angehörigen einige Fragen zu erörtern, z. B.:

- Sind die medizinische Notwendigkeit der PEG, die Prozedur des Eingriffs mit ihren Risiken sowie die spätere Benutzung der PEG ausreichend erklärt und verstanden worden?
- Welchen Stellenwert hat das Essen?
- Wie mühsam/zeitaufwendig ist die Nahrungsaufnahme?
- Ist eine ausreichende Kalorien- und Flüssigkeitszufuhr mit Stress, Druck und Angst verbunden?
- Welche Rolle spielt das versorgende Umfeld?
- Welchen Stellenwert haben die gemeinsamen Mahlzeiten?
- Sind diese auch durch andere gemeinsame Aktivitäten zu ersetzen?
- Gibt es negative Erfahrungen mit Sondenernährung im näheren Umfeld?
- Wie ist die grundsätzliche Einstellung zur „künstlichen Ernährung“?
- Kann die PEG auch als erleichterndes Hilfsmittel gesehen werden?

Gelegentlich kristallisieren sich in therapiebegleitenden Gesprächen Motive und Einstellungen heraus, die eine konsequent ablehnende Haltung für den Arzt oder Therapeuten nachvollziehbar machen. Vielfach verändern sie sich aber auch im Krankheitsverlauf. Daher sollte diesem (überlebenswichtigen) Thema immer wieder ausreichend Raum gegeben werden.

5 Atmung

Die Atemschwäche stellt das vital wichtigste und letztlich lebensbegrenzende Symptom der ALS dar. Allein deshalb ist es für Patienten, Angehörige, Therapeuten und Ärzte wichtig und unvermeidlich, sich im Verlauf der ALS intensiv mit diesem Symptom auseinanderzusetzen. Dabei ist eine fundierte Information über die pathophysiologischen Zusammenhänge erforderlich. Patienten, Angehörigen, Ärzten und Therapeuten wird eine große Bereitschaft abverlangt, offen schwierige Themen wie Terminalphase und lebensverlängernde Maßnahmen zu erörtern.

Umgangssprachlich wird bei der Verwendung des Begriffes „Atmung" häufig nicht zwischen dem mechanischen Vorgang des Ein- und Ausatmens (Ventilation) und „Atmung" im engeren Sinne, dem chemischen Gasaustausch zwischen relativ sauerstoffreicher Atemluft und relativ kohlendioxidreichem Blut, unterschieden. Für eine Diskussion dieser prognostisch und für die Lebensqualität eminent wichtigen Vorgänge ist es aber sinnvoll, genauer zu differenzieren.

Bei der ALS wird durch die zunehmende Lähmung der Skelettmuskulatur, die auch die Atemmuskulatur umfasst, schleichend die Belüftung der Lunge (Ventilation) eingeschränkt. Der eigentliche Gasaustausch in der Lunge bleibt weitgehend unbeeinträchtigt. Allerdings führt die dauerhafte Minderbelüftung der unteren Lungenabschnitte aufgrund der fehlenden Blähung der Lungenbläschen (Alveolen) zu einer sekundären Schädigung des Lungengewebes. Dem vorzubeugen erfordert den frühzeitigen Einsatz atemtherapeutischer Maßnahmen.

Es ist wichtig zu betonen, dass ein Sauerstoffmangel kein Problem der Hypoventilation bei ALS darstellt. Folglich ist Sauerstoff-Substitution (z. B. durch Bereitstellung von O_2-Gasflaschen) keine adäquate oder fachgerechte Behandlung der Hypoventilation bei ALS. Vielmehr ist eine dauerhafte Sauerstoff-Substitution bei der ALS sogar kontraindiziert und stellt einen Kunstfehler dar, da sie bei chronisch respiratorisch insuffizienten Patienten den letzten verbleibenden Atemantrieb ausschaltet und so paradoxerweise zu zentralem Atemversagen führen kann. Davon unberührt bleibt, dass eine vorübergehende Sauerstoffgabe in Akutsituationen oder palliativmedizinisch in der Terminalphase gerechtfertigt sein kann.

Symptome einer beginnenden Ateminsuffizienz können Schlafstörungen, Tagesmüdigkeit, Belastungsdyspnoe, Appetitmangel, depressive Verstimmungen oder Konzentrationsstörungen sein. Niedergelassene Therapeuten sollten daher wachsam sein und bei Schilderung der genannten Symptome Kontakt zum behandelnden Arzt aufnehmen. Eine relevante Atemmuskelschwäche tritt in 10 % der Fälle vor der Diagnosestellung auf, bei 60 % erst nach Verlust der Gehfähigkeit. Häufig ist initial eine nächtliche, schlafbezogene Atemschwäche zu beobachten. Die tagsüber gemessene Vitalkapazität ist hierbei zunächst nicht beeinträchtigt, daher sollte zur frühzeitigen Diagnose einer Ateminsuffizienz eine Blutgasanalyse und eine nächtliche Kapnometrie oder Schlaf-Polygraphie hinzugezogen werden.

5.1 Funktionelle Atemtherapie

Ziel der funktionellen Atemtherapie bei ALS ist es, trotz zunehmender Lähmung der Atemmuskulatur über einen möglichst langen Zeitraum die vorhandene Atemkapazität optimal zu nutzen und unter Vermeidung von Fehlkompensationen auszuschöpfen.
Sie dient in erster Linie der Atelektase- (Minderbelüftung) und Pneumonieprophylaxe. Darüber hinaus ist die Atmung von essentieller Bedeutung für die Funktionen Husten und Sprechen.
Daher werden funktionelle Atemübungen mit unterschiedlichen Zielsetzungen und Inhalten auch von verschiedenen Berufsgruppen durchgeführt. Klassischerweise ist die Atemtherapie eine Domäne der Physiotherapie mit dem Ziel der Pneumonieprophylaxe. Logopädische Interventionen im Bereich Atmung kommen traditionell in der Stimm- und Dysarthrietherapie zum Einsatz. Sie sind aber auch in der Dysphagietherapie im Hinblick auf effektive Schutzmechanismen bei Aspirationsgefährdung von hoher Relevanz.

In den letzten Jahren hat das Berufsbild des Atemtherapeuten immer mehr an Bedeutung gewonnen. Zu ihren Aufgaben gehören neben funktioneller Atemtherapie die Einstellung und Anpassung von Beatmungsgeräten sowie das Trachealkanülenmanagement. Eine gute Vernetzung und ein reger interdisziplinärer Austausch sind hier sehr bereichernd und im Hinblick auf eine ganzheitliche Versorgung unerlässlich.

Meist zeigt sich eine beginnende Atemschwäche in der Erhöhung der Atemfrequenz, verbunden mit einer flachen, kostalen bis klavikularen, im Extremfall dann paradoxen Atmung (Schaukelatmung). Dabei wölbt sich im Gegensatz zur normalen Atmung der Brustkorb beim Einatmen nach innen und beim Ausatmen nach außen.

Jegliche Übungen aus dem Bereich der Atem- und Stimmtherapie, die dem Ziel der Atemwahrnehmung, der Vollatmung, der Atemtiefsetzung und der reflektorischen Inspiration zur Zwerchfellaktivierung dienen, sind hier einsetzbar. In späteren Krankheitsstadien kann es hilfreich sein, Restfunktionen passiv zu stimulieren und Patienten bei der Anpassung an die unterstützte Beatmung zu begleiten.

Im Folgenden sind einige Übungen exemplarisch aufgeführt.

Übung zur Atemwahrnehmung

Im Anschluss an eine Entspannungsübung in Rückenlage oder im entspannten Sitz sollen die costo-abdominalen Atembewegungen bewusst wahrgenommen werden. Als vorgeschaltete Entspannungsübungen eignen sich Sequenzen in Anlehnung an das Autogene Training oder jegliche meditative Übungen wie „Körperreise“ etc.
Die eigene Hand oder die Hand des Therapeuten wird auf die Bauchdecke gelegt. Die Anweisung kann wie folgt lauten: *„Legen Sie nun Ihre Aufmerksamkeit auf die Atmung. Gehen Sie in Gedanken dem Atemstrom nach. Spüren Sie, wie die Luft zur Nase einströmt und sich dann bis in den unteren Bauchraum ausbreitet. Die Bauchdecke hebt sich – und senkt sich – und hebt sich – und senkt sich (etc.). Stellen Sie sich etwas vor, das Sie gerne riechen, und lassen Sie diesen Duft bis tief in den Bauch einströmen ...“*
Die Kommentare passen sich hierbei an den Atemrhythmus des Patienten an.

Zwerchfellaktivierung

Diese Übung soll im Sitzen ausgeführt werden. Dabei liegt eine Hand auf der Bauchdecke, die andere hält eine imaginäre Kerze. Der Patient soll die Kerze nach Inspiration mit einem Atemstoß auspusten. Dabei kann die Zwerchfellaktivität mit mäßigem Druck unterhalb des letzten Rippenbogens nach dorsal und kranial therapeutisch unterstützt werden. Eine Variation der Übung ist das „Flackern lassen“ der Kerze. Der Patient soll hier einen langsamen und länger anhaltenden Luftstrom produzieren. Dies zeigt positive Effekte auf die Ausatmungsverlängerung.

Passive Stimulationen zur Atemvertiefung

- Vibration, Variation 1

Im Anschluss an die o. g. Atemwahrnehmungsübung in Rückenlage setzt der Therapeut einen passiven Vibrationsreiz in die Exspiration. Er legt seine Hände seitlich an die Schultern des Patienten. Die Ausatembewegung wird von einer Vibration jeweils von einer Seite diagonal Richtung kontralaterale Hüfte begleitet. Abschließend vibrieren beide Hände diagonal. Nach der Vibration wird immer zunächst die nachfolgende tiefe Inspiration abgewartet.
Alternativ oder ergänzend sind Vibrationen mit der Exspiration an der Fußsohle diagonal in Richtung kontralateraler Schulter möglich.
(vgl. auch ORT, C. Morales)

- Vibration, Variation 2

Nach der Atemwahrnehmung in Rückenlage legt der Therapeut die gespreizten Hände unterhalb der beiden Rippenbögen auf und begleitet die Ausatmung mit einer Vibrationsbewegung unter leichtem Druck in Richtung Schultern. Nach

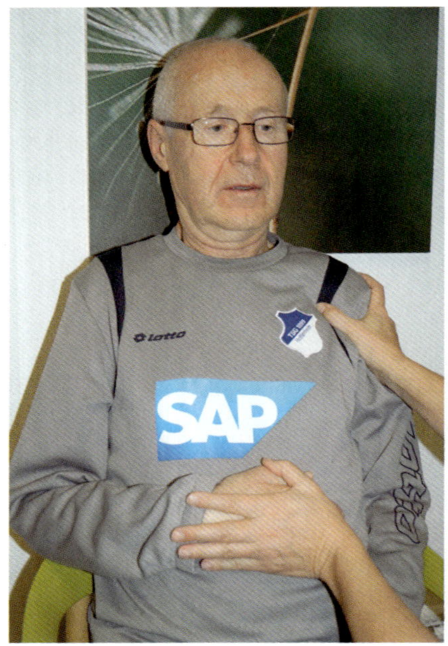

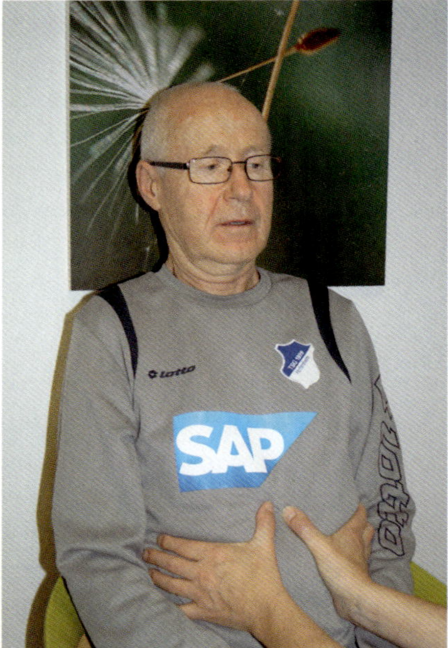

Stimulation der Atemmuskulatur

der Vibration wird zunächst die nachfolgende tiefe Inspiration abgewartet und die Vibration dann wiederholt.

- Stimulationsgriff

Im aufrechten Sitz umfasst der Patient mit seiner Hand die entgegengesetzte Schulter. Der Oberarm liegt locker am Oberkörper an. Die andere Hand umfasst die Rippen der entgegengesetzten Seite. Der Unterarm liegt auf der Bauchdecke. Der Patient drückt nun selbst nach der Ausatmung mit dem Daumen in die Grube unterhalb der Schulter seitlich vom Brustbein. Die nachfolgende spontan sehr tiefe Inspiration wird abgewartet und wahrgenommen. Der Vorgang wird einige Male wiederholt mit Pausen für spontane Atemzüge. Bei Lähmung der Arme erfolgt der Druckimpuls durch den Therapeuten.

- Zug und Dehnung

Im Sitzen werden die Arme vor dem Körper gekreuzt. Die Hände liegen auf den Rippen und üben einen leichten Druck und Zug zur Körpermitte aus. Die nachfolgende tiefe Einatmung wird wahrgenommen. Der Vorgang wird einige Male mit Pausen für spontane Atemzüge wiederholt.

Aktive Atemübungen zur Atemvertiefung

- Schnüffeln/„Air-stacking“ (Luft stapeln)

Der Patient wird aufgefordert, mehrmals hintereinander zu schnüffeln. Dabei legt er die Hand auf die Bauchdecke, um die costo-abdominale Inspiration zu spüren und den isolierten Einsatz der inspiratorischen Atemhilfsmuskulatur zu vermeiden. Bei Bedarf legt der Therapeut die Hände auf die Schultern des Patienten, um klavikulare Mitbewegungen zu hemmen.

- Finger pressen

Im aufrechten Sitz (alternativ in Rückenlage) werden die Finger beider Hände vor der Brust aneinandergelegt und synchron mit der Einatmung leicht gegeneinander gepresst. Die unwillkürlich tiefe Einatmung wird im Bereich der Flanken bewusst wahrgenommen. Nach einer kurzen Haltephase wird der Druck mit der Ausatmung gelöst.

- Reflektorische Inspiration

Bei kurzen aufeinanderfolgenden Blasgeräuschen (Pusten) oder Lauten wie /f/, /sch/, /s/ wird die nachfolgende reflektorische Inspiration bewusst an der Bauchdeckenbewegung wahrgenommen.

Funktionelle Atemübungen sind in frühen Krankheitsstadien eng verknüpft mit Sprech- und Stimmübungen. Je nach Schweregrad der Dysarthrie wird mit Übungen zur reflektorischen Inspiration, zur Vertiefung der Inspiration und Verlängerung der Exspiration erlernt, die Exspirationsphasen an die respiratorischen Fähigkeiten angepasst zu dosieren. Ein Überziehen der Atemmittellage mit angestrengtem Sprechen auf Restluft wird so vermieden. Je besser die Betroffenen mit der physiologischen Funktionsweise der Atmung vertraut sind, die Zusammenhänge der Funktionskreise Atmung, Stimme, Sprechen und Schlucken verstehen und die pathophysiologischen Veränderungen mit ihren Wechselwirkungen im Krankheitsverlauf einordnen können, umso effektiver und selbstständiger können die Übungen angewendet werden und der Bereich der funktionellen Atemtherapie darüber hinaus auch sehr gut zum Wohlbefinden der Betroffenen beitragen.

Eine umfassende Übersicht über funktionelle Atemübungen findet sich in „Atemtherapie" (Rutte & Sturm, 2010). Die dort beschriebenen Übungen mit forciertem Atemwiderstand sind allerdings aufgrund der Ermüdungsgefahr nicht zu empfehlen. Übungen speziell für ALS bietet auch die Übungssammlung „Logopädische Therapie bei ALS" von Grün et al. (2017).

Wie eingangs erwähnt, dienen die beschriebenen Übungen auf der funktionellen Ebene der Verbesserung des Atemeinsatzes beim Husten und Sprechen. Elementarer jedoch ist die Atemtherapie im Hinblick auf den Funktionserhalt des Lungenorgans selbst. Sie dient in erster Linie dazu, dem Kollabieren von Lungenabschnitten (sog. Atelektasen) vorzubeugen. Einer dauerhaften Schädigung des Lungengewebes durch Minderbelüftung soll auf diese Weise so lang wie möglich vorgebeugt werden.

Mit fortschreitender Krankheitsdauer ist die Atemmuskulatur immer stärker in ihrer Funktion eingeschränkt. Funktionelle Übungen sind dann zunehmend limitiert und nur noch bedingt zielführend. Eine instrumentelle Atemunterstützung im Sinne einer stundenweise nicht-invasiven Beatmung (NIV) bis hin zu einer invasiven Beatmung über das Tracheostoma ist dann häufig erforderlich.

5.2 Nicht-invasive Heimbeatmung

Zur Verhinderung einer vermehrten Kohlendioxidanreicherung im Blut (Hyperkapnie) kann eine nicht-invasive Maskenbeatmung (non-invasive ventilation, NIV) eingeleitet werden. Für die Indikationsstellung sind neben der klinischen Symptomatik die Messwerte der Lungenfunktionsprüfung, Kapnometrie oder Blutgasanalyse hilfreich. Durch die Beatmung werden die minderbelüfteten Teile der Lunge wieder gebläht und zum Gasaustausch aktiviert. Wichtig ist, dass die NIV frühzeitig, d. h. spätestens bei Vorliegen respiratorischer Symptome erfolgt, da sich sonst Atelektasen bilden können, die eine spätere Reaktivierung des Atemraumes unmöglich machen.

Zur NIV stehen verschiedene Maskensysteme zur Verfügung. Es wird grundsätzlich mit Raumluft beatmet. Welche Maske dabei zum Einsatz kommt, ist abhängig von der respiratorischen Einschränkung. Eine Nasenmaske bietet den Vorteil, dass der Patient während der Beatmung sprechen und auch Nahrung oral zu sich nehmen kann. Allerdings entweicht auch Luft über den Mund, sodass diese Beatmungsform bei ALS nicht effektiv ist und daher vergleichsweise selten zur Anwendung kommt. In den meisten Fällen ist es günstiger, eine Mund-Nasen-Maske zu verwenden oder eine Kombination aus beiden. Beispielsweise kann die Nasenmaske nur tagsüber oder zum Essen und Sprechen verwendet werden und ansonsten die Mund-Nasen-Maske. Bei ausgeprägter respiratorischer Insuffizienz oder auch bulbärer Symptomatik mit der Folge einer unzureichenden Passform der Maske ist die Full-Face-Maske meist das Mittel der Wahl.

5

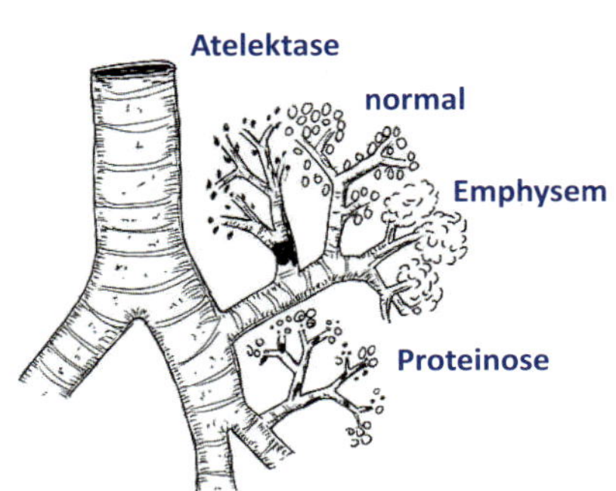

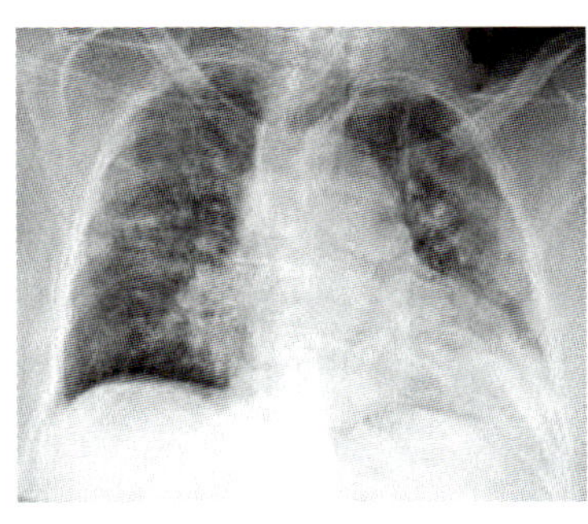

Atelektase im Röntgenbild

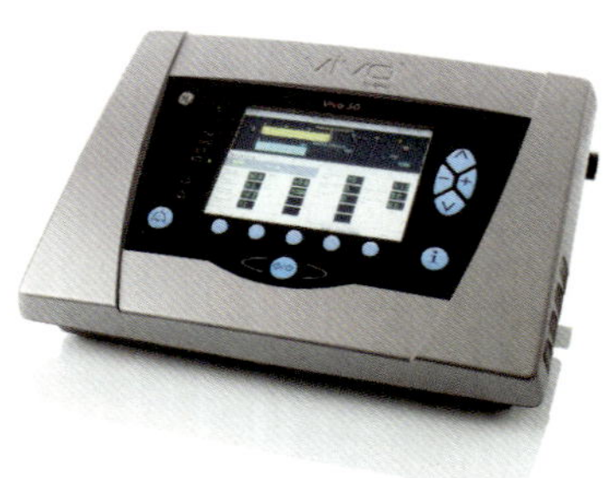

Beatmungsgerät

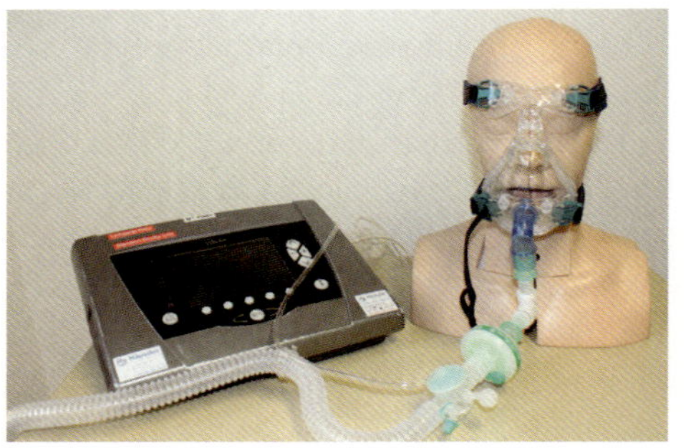

Nicht-invasive Beatmung

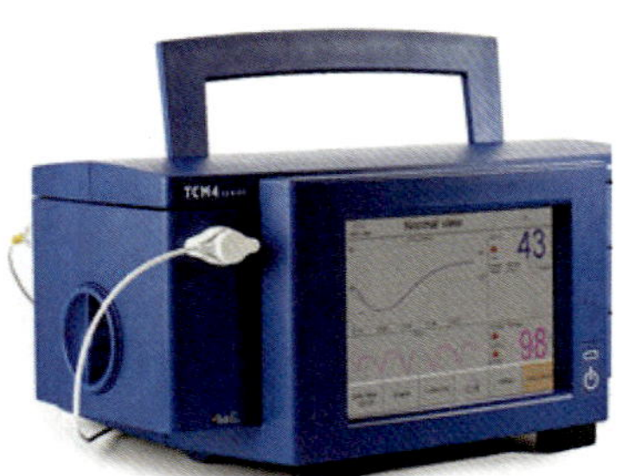

Kapnometrie

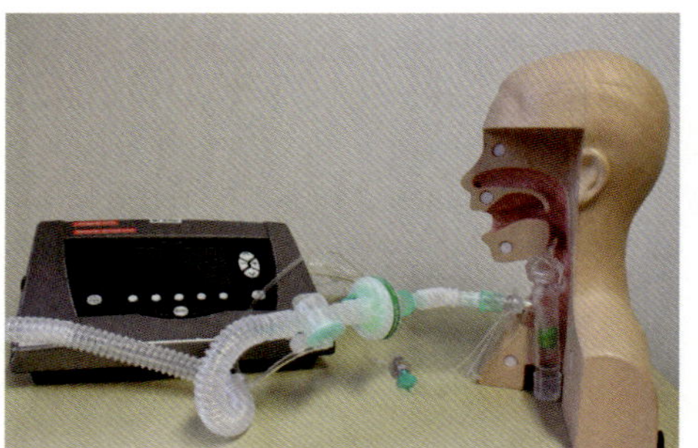

Invasive Beatumg

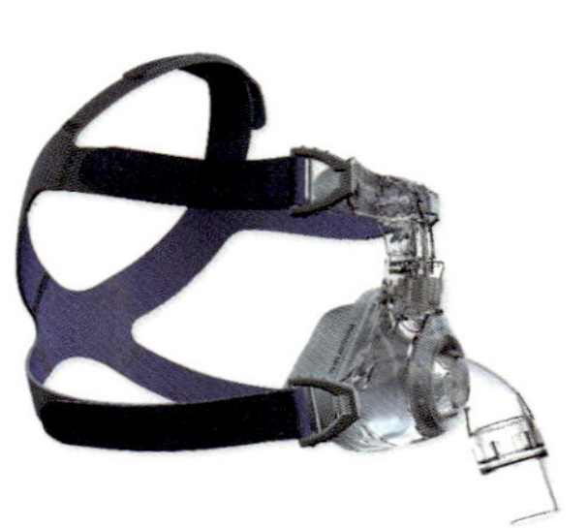

Nasenmaske

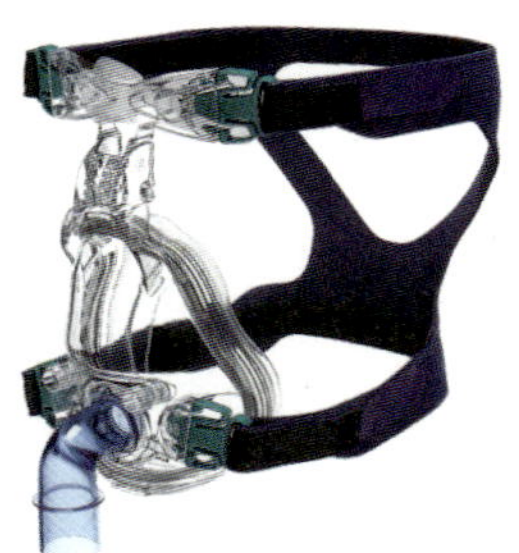

Mund-Nasen-Maske (Full-Face)

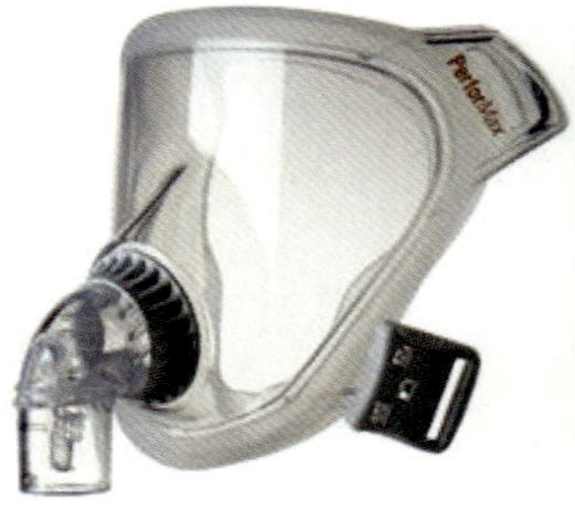

Total-Full-Face-Maske

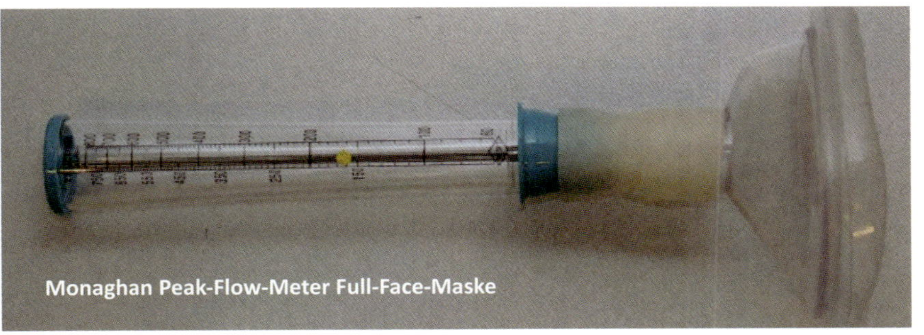
Monaghan Peak-Flow-Meter Full-Face-Maske

5.3 Invasive Beatmung über Tracheostoma

Bei ausgeprägter respiratorischer Störung kann es im späteren Krankheitsverlauf zu der Situation kommen, dass die respiratorische Situation durch eine NIV nur noch unzureichend kompensiert werden kann. Zu diesem Zeitpunkt entscheiden sich manche Patienten für eine Tracheotomie zum Zweck der invasiven Beatmung. Diese dient einerseits in der Terminalphase dem Sekretmanagement durch Absaugung bei pharyngealer und trachealer Sekretobstruktion, darüber hinaus ermöglicht die Tracheotomie eine suffiziente Ventilation, sobald die nicht-invasive Ventilation nicht ausreichend ist. Die Entscheidung für oder gegen eine invasive Beatmung ist die vielleicht schwerwiegendste im Verlauf der Erkrankung und stellt eine sehr weitreichende Weichenstellung dar. Sie erfordert daher eine umsichtige und offene Information und Aufklärung des Patienten (vgl. Leitlinie ALS DGN).

Studien haben gezeigt, dass die invasive Beatmung in Deutschland bei der ALS bei nur etwa 1–2 % der Patienten eingesetzt wird. Heimbeatmung via Trachealkanüle stellt etwa 10 % aller Heimbeatmungen bei Patienten mit chronischer Ateminsuffizienz in Europa dar (Lloyd-Owen et al., 2005).

Es gibt invasiv beatmete Patienten, die bei primär spinalem Verlaufstyp hinsichtlich ihrer Sprech- und Schluckfunktion erst spät bzw. nur geringfügig beeinträchtigt sind. Eine 24-Stunden-Maskenbeatmung behindert diese Betroffenen erheblich beim Essen und Sprechen. Ebenso kann eine ausgeprägte respiratorische Insuffizienz mit Tachypnoe eine sekundäre Aspirationsgefahr durch Inhalation von Nahrung während der Kauphase darstellen. Mit zunehmender Schwäche der Kau- und Schluckmuskulatur verstärkt sich dieses Problem.

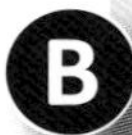

FALLBEISPIEL Herr F.

Aufgrund einer respiratorischen Krise kam Herr F. in die Klinik. Er habe schon mehrere Monate Probleme mit der Atmung unter Belastung, habe nachts nicht mehr durchschlafen können und sei dementsprechend tagsüber müde gewesen. Zudem seien tagsüber auch Kopfschmerzen aufgetreten. Paresen der oberen oder unteren Extremitäten, sprechmotorische Einschränkungen oder Probleme beim Schlucken seien dem Patienten nicht aufgefallen. Als sich zusätzlich ein Infekt der oberen Atemwege entwickelte, wurden die Atemprobleme so stark, dass Herr F. stationär aufgenommen und zunächst nicht-invasiv beatmet werden musste. Innerhalb weniger Stunden dekompensierte die Atmung, sodass eine Notfalltracheotomie durchgeführt werden musste und eine invasive Beatmung eingeleitet wurde. Im weiteren Verlauf wurde die Diagnose einer ALS gestellt.

Zwei Wochen nach der Tracheotomie und Stabilisierung des Allgemeinzustandes wurde eine FEES durchgeführt, um die Schluckfunktion zu überprüfen. Der Befund war bezüglich Leaking, Residuen, Penetration und Aspiration unauffällig. Allerdings hatte der Patient wegen der assistierten Beatmung zunächst Schwierigkeiten mit der Koordination von Atmung und Schlucken. Durch ein partielles Weaning, wonach Herr F. je nach Tagesform für 30 min bis 2 h von der Beatmung entkoppelt werden konnte, wurden diese Schwierigkeiten beseitigt. Zudem war es gelegentlich möglich, die Blockung der Kanüle aufzuheben und die Stimme entsprechend zu nutzen. Diese Zeiten beschränkten sich aufgrund der respiratorischen Insuffizienz auf ca. 1,5 h pro Tag.

Grundsätzlich muss der Betroffene in der Lage sein, die durch das Entblocken verursachte Leckage zu tolerieren. In seltenen Fällen ist es sogar möglich, die Patienten einige Minuten bis wenige Stunden gänzlich von der Beatmung abzukoppeln, was einen deutlichen Zugewinn an Bewegungsfreiheit, Kommunikationsmöglichkeiten und damit auch an Lebensqualität darstellen kann.

Im entblockten Zustand ist dann auch unter Beatmung das Sprechen möglich. Die Trachealkanüle muss dabei genügend Raum zwischen der Trachea und dem Cuff lassen, damit die Luft passieren kann. Voraussetzungen für das Entblocken sind der ausreichende Ausgleich der Beatmungsleckage und keine Speichelaspiration. Um einen stärkeren Anblasdruck an den Stimmlippen zu erhalten, eignet sich das Passy-Muir-Ventil®. Es lässt ausschließlich Luft vom Beatmungsgerät durch die Kanüle hinein, jedoch nicht wieder heraus (siehe Schwegler, 2017).

Atem- und Beatmungswege (Einatmung rot/Ausatmung blau)

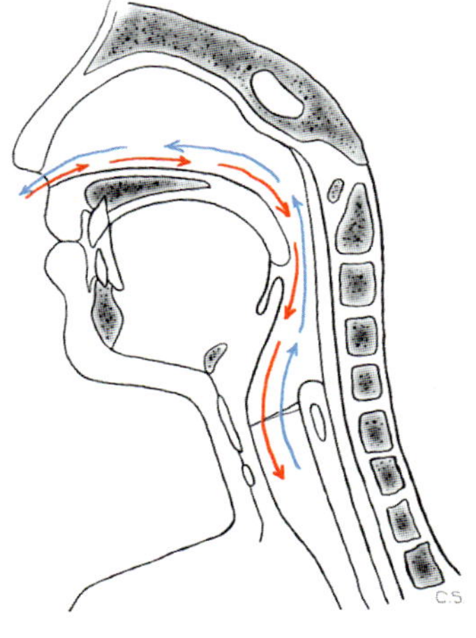

Ruheatmung

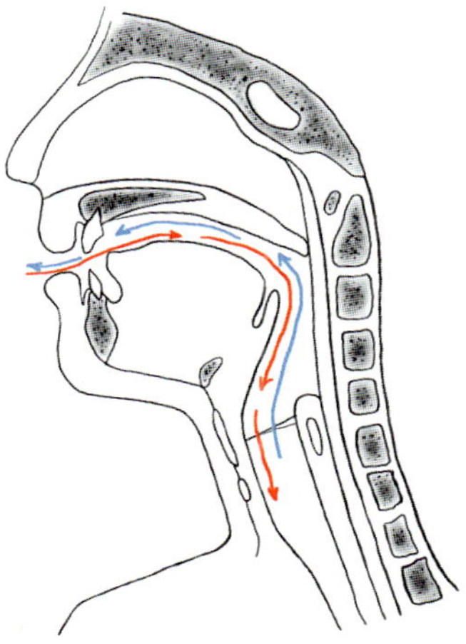

Sprechatmung

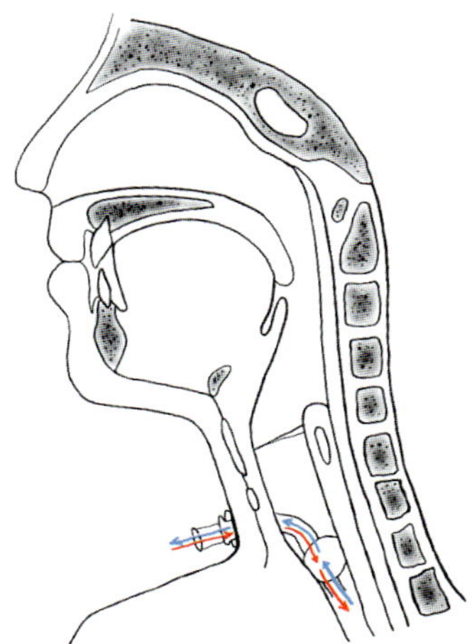

Atmung bei Trachealkanüle, geblockt

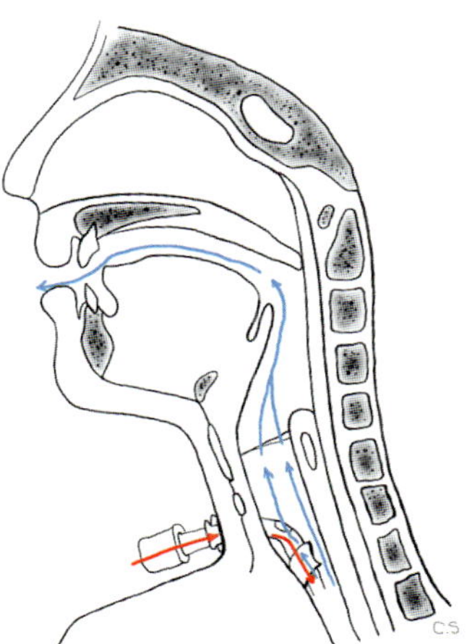

Atmung bei Trachealkanüle, entblockt, mit Sprechventil

Daher ist es essentiell, dass die Kanüle vor Einsatz des Ventils entblockt wird. Andernfalls kann die zugeführte Luft nicht exspiriert werden – der Patient erstickt. Deshalb ist der Blockungsschlauch grundsätzlich mit einem dem Passy-Muir-Ventil® beigelegten roten Fähnchen zu bestücken. Viele Patienten beschreiben unter Einsatz des Ventils eine Erleichterung des Sprechens und bei Restfunktion des Zwerchfells auch des Hustens. Die Stimme ist kräftiger. Geräusche, die durch den inspiratorischen Beatmungsdruck verursacht werden, können reduziert und die Stimme länger anhaltend produziert werden. Die Frage nach einer Beatmungsentwöhnung (Weaning) stellt sich aufgrund des chronisch progredienten Verlaufs nicht.

Für ausführlichere Informationen, Hintergründe und praktische Anleitungen zum Trachealkanülenmanagement soll an dieser Stelle auf das Buch „Trachealkanülenmanagement: Dekanülierung beginnt auf der Intensivstation“ des Schweizer Sprachtherapeuten H. Schwegler (2017) verwiesen werden.

5.4 Sekretmanagement

Durch die Schwäche der Atemmuskulatur wird das Abhusten von Schleim zunehmend erschwert. Die Patienten beschreiben anfänglich oft ein pharyngeales oder tracheales Fremdkörpergefühl und im Verlauf eine Verschleimung der unteren Atemwege. Es ist daher empfehlenswert, die Lunge regelmäßig von einem Arzt abhören zu lassen. Außerdem können Speichelresiduen in der Mundhöhle oder (scheinbar) erhöhter Speichelfluss mit Austreten von Speichel aus dem Mund auffallen. Dieses Phänomen beruht in der Regel nicht auf einer vermehrten Produktion im Sinne einer Hypersalivation, sondern auf einer reduzierten Schluckfrequenz aufgrund der Dysphagie. Es wird daher korrekterweise als Pseudohypersalivation bezeichnet. Bei geringer Ausprägung kann die Aufforderung zum Schlucken mit Erinnerungshilfen in Form von Klebepunkten an verschiedenen Alltagsgegenständen Abhilfe schaffen.
Eine Reduktion der Speichelproduktion kann medikamentös durch Scopolamin-Pflaster oder Botulinumtoxin-Injektionen in die Speicheldrüsen erfolgen. Eine unangenehme Nebenwirkung dieser medikamentösen Behandlungsverfahren kann eine vermehrte Zähigkeit der Sekrete sein.
Eine FEES kann Aufschluss über pharyngeale Speichelretentionen sowie Penetration und Aspiration von Speichel geben.

Zur Sekretmobilisation eignen sich entsprechende Dehnlagerungen. In der Regel werden diese für 10–20 Minuten oder nach Bedarf des Betroffenen angewandt.

- Bei der Drehdehnlagerung wird der Oberkörper in Seitenlage mit hinter den Kopf gelegter Hand auf den Rücken gedreht.
- Bei der A-Lagerung werden zwei schmale Kissen mit der Spitze unter die Schulterblätter gelegt. Dies dient der Weitung der oberen Lungenanteile.
- Bei der V-Lagerung werden schmale Kissen in V-Form mit der Spitze unter das Becken gelegt, wobei die unteren Lungenabschnitte gedehnt werden.
- Die T-Lagerung ermöglicht die Dehnung eines jeden Bereichs der Lunge, weil das quer unter dem Rücken liegende Kissen auf die entsprechende Höhe justiert werden kann.
- Eine leichte Dehnung des Brustraumes soll mit der I-Lagerung erreicht werden, bei der nur ein Kissen unter die Wirbelsäule gelegt wird.

Kontraindiziert sind Dehnlagerungen bei Wirbelsäulenerkrankungen. In solchen Fällen empfiehlt sich grundsätzlich die ärztliche Rücksprache.

Eine weitere Möglichkeit der Sekretmobilisation ist der Einsatz eines Vibrationsgerätes. Durch Aufsetzen auf die Haut und die Schwingungsübertragung auf die Lunge soll es festsitzendes Sekret lösen und mit der Exspiration nach außen befördern.

5

Achtung: Vor Anwendung dieser Maßnahme ist es essentiell, Rücksprache mit einem Arzt zu halten, da sich die Liste der Kontraindikationen vom Schädel-Hirn-Trauma bis zur Lungenembolie erstreckt.

Um das Sekret bei ausgeprägter Atem-Pumpenschwäche suffizient entfernen zu können, eignen sich mechanische Hustenassistenten („Cough Assist“). Der Hustenassistent bläst über eine Mund-Nasen-Maske Luft in die Atemwege. Der anschließende Sog unterstützt den Sekrettransport nach außen. Diese Geräte sind auch bei invasiv beatmeten Patienten anwendbar. Durch den Effekt der Blähung der unteren Atemwege wird so gleichzeitig eine Prophylaxe von Atelektasen erzielt.

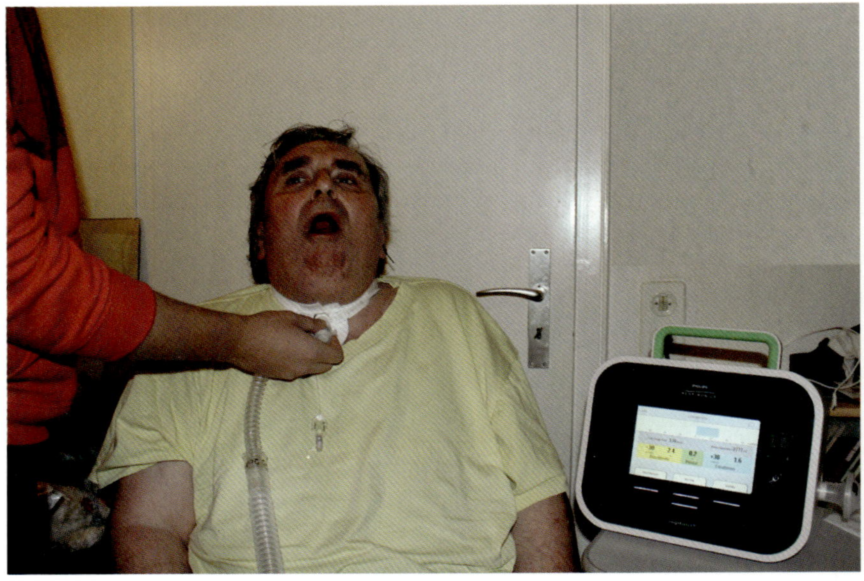

Anwendung des Hustenassistenten bei einem tracheotomierten Patienten

Zur Sekretolyse bei nicht-invasiver oder invasiver Beatmung empfiehlt sich die passive oder aktive Befeuchtung der Atemwege. Sogenannte HMEs (Heat and Moisture Exchanger), die zusätzlich mit einem Virenfilter ausgestattet sein können, werden der Befeuchtungs- und Erwärmungsaufgabe aufgrund der Umgehung der oberen Atemwege, speziell der Nase, nicht ausreichend gerecht. Aktive Befeuchter, die die Atemluft mittels Wasserdampf erwärmen und befeuchten, sind deutlich effizienter. Beheizbare Schlauchsysteme verhindern eine Ansammlung von Kondenswasser im System. Das Risiko einer Keimbesiedelung steigt drastisch, wenn diese Produkte nicht regelmäßig ausgetauscht werden.

Bausteine des Sekretmanagements

Sekretdetektion

- Regelmäßig abhören
- FEES: Aufschluss über Speichelmanagement zur Detektion von Speichelretentionen, Penetration, Aspirationen

Sekretreduktion

- Medikamente (Scopolamin-Pflaster, Botulinumtoxin-Injektionen in die Speicheldrüsen, Atropintropfen)

Sekretmobilisation

- Physikalische Therapie (Atemgymnastik, Klopfmassagen)
- Lagerungstechniken (schlechter belüftete Seite nach oben, Sekret bewegt sich nach unten und kann besser abgesaugt werden)
- Befeuchtung (künstliche Nase, aktive Befeuchtung)
- Inhalation (Kortikoide, bronchienerweiternde Medikamente)

Sekreteliminierung

- Absaugen
- Mechanischer Hustenassistent

6 Ausgewählte Fallbeispiele

Die folgenden ausgewählten Fallbeispiele sollen das weite Spektrum der Erkrankung mit unterschiedlichen Verläufen veranschaulichen. Die theoretischen Ausführungen und therapeutischen Interventionen werden in den klinischen Kontext gestellt.

Falldarstellung Frau R.

Diagnose: ALS, primär bulbärer Verlaufstyp, Erkrankungsbeginn 2006

Frau R., 58 Jahre, stellte sich im Januar 2008 im Rahmen ihres Besuches in der ALS-Ambulanz auf Initiative der dortigen Neurologin erstmals in der Logopädie vor. In der Anamnese berichtete sie von ihrer Mühe beim Kauen und Schlucken sowie von häufigem Verschlucken beim Trinken mit Husten und einem vorübergehenden Gefühl von Atemnot. Der Speichel liefe ihr aus dem Mund, dann wieder sei der Mund ganz trocken. Insgesamt seien die Beschwerden im Tagesverlauf wechselhaft. Da sich die Symptomatik ausschließlich auf das Sprechen und Schlucken beschränke, könne sie ein weitgehend selbstständiges Leben führen. Allerdings könne sie die Bürotätigkeit in der Firma ihres Mannes nur noch eingeschränkt ausführen. Kundenkontakte per Telefon seien kaum möglich.

Klinisch logopädisch zeigte Frau R. eine schwere bulbäre Dysarthrie mit deutlicher Beeinträchtigung der Verständlichkeit. Faziooral motorisch zeigten sich bei beginnender Atrophie der Zunge mit Faszikulationen des Zungenkörpers eine ausgeprägte Störung der Zungenkraft und -motilität sowie eine inkomplette Gaumensegelparese. Die Velumelevation bei Phonation war schwach und bei Wiederholung deutlich nachlassend. Der Würgreflex war normal. Infolge eines erheblichen nasalen Luftverlustes beim Sprechen kam es zum Überziehen der Atemmittellage mit Sprechen auf Restluft bei kostal-klavikularer Inspiration und gepresster Stimmgebung. Das Sprechen war mit erheblicher Mühe und Dyspnoe verbunden, ohne dass zu diesem Zeitpunkt eine respiratorische Insuffizienz vorlag.

Anamnese und klinische Untersuchung ließen auf eine Dysphagie mit Störung der oralen Bolusvorbereitung und -kontrolle schließen mit Verdacht auf einen verlängerten und unvollständigen pharyngealen Bolustransit. Beim Wassertest nach Daniels (2 x 5 ml, 2 x 10 ml, 2 x 20 ml) kam es zum Husten ab 20 ml. Der

90-ml-Konsekutivschluck war nicht durchführbar. Bei Wiederholung der Einzelschlucke in aufsteigender Menge mit Kopfanteflexion (chin tuck) blieb die Hustenreaktion aus. Es wurde ein posteriores Leaking mit tiefer prädeglutitiver Penetration von Flüssigkeit angenommen. Durch die veränderte Kopfhaltung beim Trinken beschrieb Frau R. unmittelbar eine verbesserte Kontrolle der Flüssigkeit und weniger Angst sich zu verschlucken.

Aufgrund der räumlichen Entfernung von 200 km wurde Frau R. zunächst über grundsätzliche Zielsetzungen und Prinzipien der logopädischen Therapie bei ALS beraten. Die Grenzen und Möglichkeiten einer Funktionsverbesserung bzw. eines Funktionserhalts wurden erörtert und die Optimierung der Funktionalität im Rahmen der individuellen Möglichkeiten als primäres Ziel angesprochen. Die Erarbeitung eines kraftschonenden, atemangepassten Sprechens sowie die Anleitung entsprechender Stimm- und Atemübungen wurden in Aussicht gestellt. Es wurden regelmäßige apparative Schluckuntersuchungen empfohlen, um den klinischen Eindruck zu objektivieren und eine an die Problematik angepasste, sichere Nahrungsaufnahme daraus abzuleiten. Eine interdisziplinäre therapeutische Begleitung im Krankheitsverlauf mit stetiger Anpassung an die sich verändernde Symptomatik wurde als wesentliche Säule der Therapie genannt. Da ärztlicherseits bereits eine Anbindung an die Hochschulambulanz für ALS bestand, entschied sich Frau R., trotz der räumlichen Entfernung eine ambulante logopädische Therapie, ggf. in Intervallen, zu beginnen. Zum Einstieg kam sie zunächst eine Woche lang täglich ambulant und verband dies mit einem Urlaub in der Region.

Zu Beginn der Blocktherapie konnte sie bereits von einem ersten Erfolg berichten. Die Umsetzung der Kopfanteflexion habe für sie im Alltag sofort eine konstante Besserung der Symptomatik erbracht, da sie sich beim Trinken nun kaum noch verschlucke. Durch erste Atemübungen konnte rasch eine Verbesserung der Atem-Sprechkoordination mit atemangepassten Sprechphasen erzielt werden. Übungen zur Atemtiefsetzung und Atemwahrnehmung sowie der Einsatz der reflektorischen Inspiration hatten eine Verbesserung der Verständlichkeit sowie eine Verminderung der subjektiven Anstrengung beim Sprechen zur Folge. Obwohl sich die Kommunikationsfähigkeit durch die genannten Methoden deutlich verbesserte, wurde bereits zu diesem Zeitpunkt eine elektronische Kommunikationshilfe verordnet und von der Krankenkasse als Leihgerät zur Verfügung gestellt. Da sich Frau R. in ruhiger Umgebung noch lautsprachlich und ansonsten handschriftlich gut verständigen konnte, entschied sie sich für ein kleines portables Gerät im Handtaschenformat. Sie setzte es regelmäßig auf längeren Autofahrten ein, da ihr Mann sie aufgrund der Motorgeräusche nur sehr schlecht verstand.

Durch intraorale Eisstimulation konnte ein Kurzzeiteffekt auf die Schluckfunktion erzielt werden. Insbesondere die anamnestisch beschriebene Beeinträchtigung des Speichelmanagements im Sinne eines vermehrten Speichelflusses konnte so positiv beeinflusst werden. Intraorale Stimulation durch Massagen der Zahndämme, vibratorische Stimulationen des Zungenkörpers und Kurzzeiteis führten zu einer Zunahme der Schluckfrequenz und einem verbesserten Speichelschlucken. Der sensorische und taktile Input schien zu einer Aktivierung des durch die eingeschränkte Beweglichkeit deprivierten orofazialen Systems und einer Aktivierung der vorhandenen Restfunktion zu führen. Die Basisstimulation aus der Orofazialen Regulationstherapie (ORT) wurde als sehr angenehm und tonusregulierend empfunden. Frau R. berichtete regelmäßig, dass sich Gesicht und Zunge anschließend leichter anfühlten. Sie führte die intraoralen Stimulationen selbstständig zu Hause weiter. Insbesondere vor dem Essen erlebte sie hierdurch eine Erleichterung des Kauens und Schluckens. Ihr Gewicht war zu diesem Zeitpunkt wie auch im weiteren Therapieverlauf im Normalbereich stabil.

Im April 2008 fand die erste apparative Schluckdiagnostik statt. Sie ergab passend zu den anamnestischen Angaben einen verlängerten oralen und pharyngealen Bolustransit mit kurzzeitiger Penetration sowie Retentionen in den Valleculae, die durch mehrfaches spontanes Nachschlucken entfernt werden konnten. In Abhängigkeit vom Bolusvolumen war die orale Boluskontrolle erschwert und es kam zu vorzeitigem Abgleiten des Bolus in den Aditus laryngis vor dem Schlucken (posteriores Leaking). Aspirationen oder persistierende Penetrationen wurden nicht gesehen. Wesentliches Ergebnis der Untersuchung war zudem der Nachweis, dass die angebotene Kompensationsstrategie im Sinne eines Kauens und Schluckens mit Kopfanteflexion effektiv war. Sowohl das ausgeprägte Leaking bei Flüssigkeiten als auch die Retentionen in den Valleculae wurden durch die veränderte Kopfhaltung beim Schlucken verringert. Die verbliebenen Nahrungsreste konnten durch Nachschlucken in dieser Haltung vollständig entfernt werden. Das gemeinsame Anschauen der Videoaufzeichnung verhalf Frau R. zu einem umfassenden Verständnis für die Problematik und gab ihr die Sicherheit, diese effektiv beeinflussen zu können. Sie konnte die Ernährungsempfehlung einer weichen Kost unter Vermeidung gemischter Konsistenz und Trinken in kleinen Einzelschlucken mit Kopfanteflexion gut nachvollziehen.

Bis zum Sommer 2008 zeigten sich im Folgenden zunächst Schwankungen der Symptomatik und dann eine deutliche Verschlechterung vor allem der Velumfunktion und der Artikulation. Inhalte der Therapie waren weiterhin Atem- und Entspannungsübungen, manuelle orofaziale Stimulationen und Eisstimulationen sowie der Transfer einer atemangepassten Sprechweise mit reflektorischer Inspiration in Sprechübungen und Dialogen.

Einen hohen Stellenwert hatten Gespräche über die Erkrankung und ihren individuellen Verlauf. Hier wurde immer wieder der „Fluch und Segen" einer guten Körperwahrnehmung deutlich: Frau R. zeigte nach den logopädischen Erläuterungen ein herausragend gutes Verständnis für die Funktionskreise Atmung, Stimme und Artikulation und deren Zusammenspiel. Die Physiologie des Schluckens und ihre individuelle Pathophysiologie hatte sie auch durch das gemeinsame Anschauen der FEES-Aufzeichnungen gut verstanden. Entsprechend effektiv gestaltete sich die Umsetzung von Techniken und Strategien sowohl in der Dysphagietherapie als auch hinsichtlich der Dysarthriesymptomatik. Diese Fähigkeit brachte aber auch ein sehr genaues, häufig beunruhigendes Wahrnehmen kleinster Veränderungen im Krankheitsverlauf mit sich. Die wahrgenommenen Veränderungen einzuordnen und neue Wege der Anpassung zu erarbeiten, machten es für sie im Verlauf leichter, damit umzugehen.

In den kommenden Monaten wurde das Kauen mühsamer. Zungenkraft und -motilität reichten aber noch aus, die Speise zwischen die Molaren zu platzieren. Insgesamt gelang das Kauen weicher Speisen noch ausreichend und nach dem Schlucken verblieben keine oralen Residuen. Eine gründliche Mundpflege, ein Reinigen der atrophiebedingten Zungenrillen mit einem Zungenschaber und das Spülen mit einer milden antibakteriellen Mundspülung hielten die Mundschleimhaut intakt.

16.1.0
meine Zungenbeweglichkeit
ist momentan sehr eingeschränkt.
Das Essen wird sehr schwierig.
Mein Gebiss hat sich verändert,
die rechte Seite hat sich gesenkt.
ich habe einen sehr festen Biss.
Das war früher nicht.
Zur Zeit ist es so, daß ich bei der
Mund- oder Kieferbewegung mir
auf der rechten Seite innen auf die
Lippe beiße.

6

Ab September 2008 kam es dann beim Trinken trotz Kopfanteflexion wieder häufiger zum Husten. Die Erarbeitung des modifizierten supraglottischen Schluckens (kurz Luft anhalten vor dem Schluck – schlucken – locker räuspern) zeigte einen guten Effekt.

Anfang 2009 wurde eine Rehabilitationsmaßnahme mit Intensivtherapie in den Bereichen Logopädie, Physiotherapie und Ergotherapie im Haus durchgeführt. Die Symptomatik blieb zunächst stabil.

Im Verlauf des Jahres zeigte sich dann eine gravierende Verschlechterung des Sprechens. Neu hinzugekommen war ein Brennen auf der Zunge. Das Essen musste jetzt komplett püriert werden.

Bis Ende 2009 war eine deutliche Verschlechterung der Lippenkraft zu beobachten. Trotz intensiver Mundpflege verschlechterte sich auch der Zahnstatus. Das Speichelschlucken fiel schwerer, weshalb die Mundwinkel immer feucht waren und zunehmend wund wurden. Die Handmotorik war weiterhin unbeeinträchtigt, weshalb Frau R. angeleitet wurde, den Mundschluss passiv herzustellen. Beim selbstständigen Kieferkontrollgriff (SKKG) konnte sie mit dem Mittelfinger die Unterlippe stützen, mit dem Daumen den Mundboden zur Einleitung des Schluckens stimulieren und die Zunge passiv Richtung Gaumen drücken. Mit dem Zeigefinger konnte sie die Wange stützen und ein Abgleiten der Nahrung in die Wangentasche vermeiden. Mit der anderen Hand platzierte sie die Nahrung auf dem hinteren Zungendrittel.

am Gaumen habe ich das Gefühl,
daß er sehr rauh ist, wie Rillen

in der Mitte der Zunge, weißer Belag,
kriege ich nicht weggebürstet, Seiten geht
wie ein Schnitt in der Mitte
auch nicht mit Munddusche

nur Nase
beim Schlucken, geht nicht immer
manchmal kommt es wie eine Blase
zurück aus dem Mund
muß oft beim Schlucken nachhelfen

Anfang des folgenden Jahres beobachtete Frau R., dass sich nun vermehrt Speisen auf der rechten Seite ansammelten. Eine Inspektion der Mundhöhle und Palpation der Zunge zeigten eine rechtsbetonte Verschlechterung der Zungenatrophie mit deutlicher Asymmetrie. Die rechte Zungenhälfte sowie die

Velumelevation rechts in Ruhe, beim Hauchen und Phonieren waren jetzt deutlich schwächer. Das Platzieren der Nahrung auf der linken Zungenhälfte und das Schlucken mit Kopfneigung nach links brachten hier Erleichterung. Die Eisstimulation der schwächeren Zungenhälfte erzielte einen zusätzlichen positiven Kurzzeiteffekt.

Eine Botulinumtoxin-Injektion in die Speicheldrüsen brachte vorübergehend eine Erleichterung in Bezug auf den störenden Speichelfluss. Speichelreduzierende Pflaster hatte sie nicht gut vertragen, dadurch war der Speichel unangenehm zäh geworden.

Sehr störend waren zu diesem Zeitpunkt ihre Probleme beim Schnäuzen. Bedingt durch den fehlenden Mundschluss gelang der orale Druckaufbau nicht mehr. Auch hier erwies sich der passive Mundschluss mit dem SKKG als hilfreich.

Im Frühjahr 2010 zeigte die apparative Verlaufskontrolle der FEES vermehrt Retentionen in den Valleculae, aber weiterhin keine Aspirationen. Die Retentionen konnten zwar mit Kopfanteflexion weiterhin reduziert bzw. beseitigt werden, das Essen nahm aber so viel Zeit in Anspruch, dass für Ende Juli eine PEG-Anlage geplant wurde. Die Logopädie wurde für 3 Monate unterbrochen.

Im November 2010 kam sie dann wieder in 14-tägigen Intervallen zur Therapie. Die PEG-Anlage war gut verlaufen und eine teilorale Ernährung konnte erhalten werden. Frau R. berichtete, sie könne jetzt das Schlucken wieder als Genuss sehen. Der Stress, genug Flüssigkeiten und Kalorien zu sich nehmen zu müssen, sei weggefallen. Ihr Sprechen war inzwischen weitgehend unverständlich. Die Kommunikation erfolgte überwiegend handschriftlich. Frau R. wünschte nun keine Sprechtherapie mehr. Für das Schlucken wünschte sie sich nur noch passive Stimulationen nach ORT und FOTT sowie Atem- und Entspannungsübungen. Nach eigenen Angaben führte auch eine vorher stattfindende physiotherapeutische Behandlung nach dem Prinzip der Neurodynamik häufig zu einer spürbaren Tonusregulation, einer leichteren Beweglichkeit im orofazialen Bereich und einer wohltuenden Entspannung.

Im Dezember 2010 war der orale Transport dann kaum noch möglich. Sie berichtete, sie stoße mit der Gabel gegen die Zunge. Tabletten nehme sie mit einem Begleitbolus in Form von angedicktem Wasser und lasse sie in den Rachen fallen. Auch bei kleinen Mengen Flüssigkeit müsse sie 2- bis 3-mal nachschlucken. Sie reduzierte im Folgenden das Essen von sich aus weiter. Die Nahrungsaufnahme erfolgte hauptsächlich über die PEG. Um den Geschmack zu stimulieren, träufelte sie sich kleine Mengen auf die Zunge. Die orale Nahrungs- und Flüssigkeitsaufnahme diente nun nur noch dem Zweck, ein Stück Lebensqualität zu erhalten. Sie schrieb: *„Ich versüße mir das Leben, ich kann ja nicht essen. Seither mache ich manchmal gute Schokolade in Latte macchiato. Das geht nicht immer, ich spüre das und höre dann auf, wenn es nicht geht."*

Im März 2011 zeigte die FEES, dass der pharyngeale Transport bei kleinen Bolusmengen nur noch mühsam gelang, aber letztlich bis auf kleine Residuen vollständig war. Hilfreich war immer noch das Nachschlucken mit Kopfanteflexion. Es zeigten sich nur vorübergehende Penetrationen und weiterhin keine Aspiration.

Zwei Monate später war auch dies zu mühsam, Kauen war nicht mehr und der Mundschluss ausschließlich passiv möglich. Die Kaumuskulatur zeigte immer wieder einen einschießenden Hypertonus, und der harte Gaumen hatte sich zu einem gotischen Gaumen verändert. Gleichzeitig lockerten sich die Zähne und es kam zum Verlust einiger Zähne.

Biss ist sehr fest
muß ab und zu bewegen
die Zähne lockern

die bluten beim Putz-
Beläge gehen nicht weg
Arzt hat sie schon
poliert

Speichel ist zäh und
nicht klar

im Moment durch
Herpes ist schlecht

Im März 2012 verzichtete Frau R. dann gänzlich auf Essen und Trinken selbst kleinster Mengen. Sie zeigte inzwischen eine komplette periphere Fazialisparese beidseits und eine komplett paretische Zunge. Erste deutliche Atemprobleme brachten Einschränkungen der körperlichen Belastbarkeit mit sich.

Im September 2012 war dann erstmals eine Betroffenheit der Extremitäten, hauptsächlich der Arme, zu beobachten. Frau R. konnte sich nicht mehr alleine anziehen und brauchte Hilfe bei der Körperpflege. Sie traf sich zu diesem Zeitpunkt immer noch mit ihren Freundinnen zum Kartenspielen und beklagte, dass sie die Karten nicht lange halten konnte. Eine in der Ergotherapie individuell für sie angepasste Orthese machte ihr dies dann noch für eine Weile möglich.

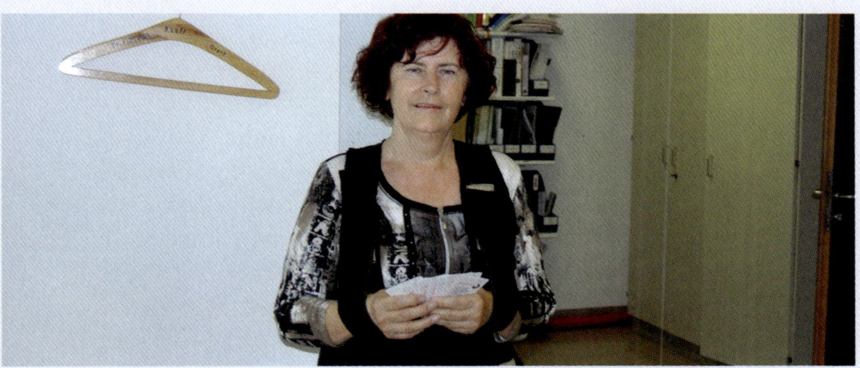

Zu diesem Zeitpunkt beendete sie die logopädische Therapie, die bis dahin in meist 14-tägigen Intervallen an zwei aufeinanderfolgenden Tagen kombiniert mit Ergo- und Physiotherapie stattgefunden hatte. Über die ganze Zeit wurde sie ärztlich-neurologisch im Rahmen der ALS-Ambulanz betreut. Die Anreise wurde aufgrund der räumlichen Entfernung zu beschwerlich. Es folgte eine palliative Versorgung zu Hause. Frau R. verstarb ein Jahr später im häuslichen Umfeld – 7 Jahre nach Erkrankungsbeginn.

Ihre positiven Therapieerfahrungen auch an andere Betroffene weiterzugeben, war ihr ausdrücklicher Wunsch. Sie selbst kommentierte den Stellenwert der ganzheitlichen medizinisch-therapeutischen Begleitung und ihre Anbindung an die Spezialambulanz einmal in Form eines Briefes.

„Hallo Frau L.,

Sie sagten letztes Mal, eine Patientin, die auch ALS hat, habe abgeblockt, man könnte sowieso nichts machen. So ganz stimmt das nicht. Ich weiß auch, dass meine Krankheit nicht mehr besser wird (nicht heilbar), sondern schlechter (hoffentlich langsam!!). Aber indem ich – so gut wie es mir möglich ist – mitmache, erleichtere ich mir wesentlich mein Leben und den Umgang mit der Krankheit.

Vor allem Sie, aber auch I. B. (Physiotherapeutin) und Dr. R. und einige andere, die immer Ansprechpartner für uns sind, helfen mir sehr bei der Bewältigung meiner vielen Probleme, die ich täglich habe. Oft sind es nur Kleinigkeiten oder Tipps, die Sie mir geben. Ob es die Kopfhaltung ist oder wie ich schlucken soll oder die Lippen stimuliere. Man muss es einfach wissen. Sei es, dass ich Schmerzmittel bekommen kann, wenn es erforderlich sein sollte. Wenn es auch nicht immer hilft, aber allein, dass ich darüber sprechen kann, hilft mir schon.

Manchmal geht es mir nicht so gut, und ich muss weinen, aber ich denke, das gehört auch dazu. Dafür ist die ALS zu schwer. Ich, aber auch mein Mann, wir fühlen uns nie allein gelassen.

Wir kommen deshalb auch gerne regelmäßig hierher. Für mich ist das alles unsagbar wichtig. Dafür, dass ich immer ein offenes Ohr finde, möchte ich mich ganz herzlich bedanken.

Liebe Grüße, O. R.

Interview mit einer Patientin 4 Jahre nach Erstdiagnose

Diagnose: ALS, spinaler Verlaufstyp, 60 Jahre

Arzt: Wie hat die Erkrankung angefangen und wie hat sie sich entwickelt?

Patientin: Ich hatte beim Treppensteigen Probleme, konnte immer nur eine Stufe hoch. Und dann habe ich gemerkt, dass die Schwäche in den Beinen ist und auch im Rücken.

Arzt: Hat das im Laufe der Zeit zugenommen?

Patientin: Ja. Aber ich muss sagen, ich bin froh, dass es noch nicht weiter ist.

Arzt: Hat sich mit Ihrer Sprache und dem Schlucken auch etwas verändert?

Patientin: Die Sprache – ja. Die ist dunkler geworden. Aber mit dem Schlucken noch nichts.

Arzt: Und fällt Ihnen das Sprechen schwerer? Ist es langsamer geworden?

Patientin: Ja.

Arzt: Wie hat sich das mit der Atmung entwickelt? Sie haben ja im Verlauf der Erkrankung zunehmend Atembeschwerden bekommen. Erzählen Sie bitte, wie Sie das bemerkt haben!

Patientin: Ich hatte eine größere Blinddarm-OP. Und danach ist die Atmung schlechter geworden.

Arzt: Dann haben Sie zuerst gedacht, das liegt an der OP, aber dann ist es nicht besser geworden?

Patientin: Ja. Und ich bin dann nochmals hier in die Klinik zum Sauerstoffmessen gekommen. Der Wert war dann ganz schlecht und mir wurde ein Beatmungsgerät gegeben.

Arzt: Wie haben Sie das mit der Atmung gemerkt? Hatten Sie beispielsweise Probleme mit der Atmung beim Treppensteigen?

Patientin: Müde, ich war immer müde. Auch am Tag.

Arzt: Ja, und dann sind Sie zu uns gekommen, um eine Heimbeatmung anpassen zu lassen. Können Sie erzählen, wie das ablief?

Patientin: Die verschiedenen Masken wurden ausprobiert und das Beatmungsgerät auf mich eingestellt.

Arzt: Und wie muss man sich das vorstellen? Ist das unangenehm?

Patientin: Ja. Das war für mich am Anfang einschränkend, weil ich Platzangst habe. Die Maske war für mich am Anfang schlimm.

Arzt: Sie sagen am Anfang.

Patientin: Ja, am Anfang. Aber man gewöhnt sich daran.

Arzt: Und es sind verschiedene Masken ausprobiert worden, um zu sehen, welche Sie am wenigsten im Gesicht stört?

Patientin: Ja. Ich hatte eine auf mein Gesicht angepasste. Die war nichts. Dann habe ich eine andere bekommen, mit der ich mehr Luft bekomme. Eine, bei der Mund und Nase frei sind.

Arzt: Wie häufig benutzen Sie die Beatmung?

Patientin: Nachts 10 Stunden und untertags seit Neuestem auch nochmal 2 Stunden.

Arzt: Also das ist jetzt mehr geworden. Einfach weil Sie das Gefühl haben, dass Sie die Beatmung jetzt brauchen?

Patientin: Ja. Die Müdigkeit war wieder schlimmer und dann habe ich die Maske auch untertags genommen.

Arzt: Müdigkeit ist ja ein Symptom, dass durch den erhöhten Kohlendioxid-Gehalt im Blut hervorgerufen wird, also auch mit der Atmung zusammenhängt. Wenn Sie die Maske tragen, haben Sie dann das Gefühl, dass die Müdigkeit nachlässt?

Patientin: Ja, nachher geht es mir besser und ich bin hellwach.

Arzt: Und wenn Sie die Beatmung dann eine Zeit lang nicht benutzt haben?

Patientin: Dann wird es kritisch.

Arzt: Sie kommen in regelmäßigen Abständen in unsere Ambulanz zur Kontrolle der Atmung. Wie sehen Sie die Entwicklung der Atmung?

Patientin: Für mich ist das zufriedenstellend. Die Beatmung hilft mir. Es ist eine hilfreiche Therapie.

Falldarstellung Herr E.

Diagnose: ALS, spinaler Beginn, Erstmanifestation März 2016, 53 Jahre

Herr E. stellte sich im November 2016 aufgrund einer seit drei Monaten bestehenden Atemnot bei bekannter ALS in der ALS-Sprechstunde der Universitätsklinik vor. Er wurde daraufhin stationär zur weiteren Behandlung aufgenommen. Als Erstsymptomatik sei im Januar 2016 eine Belastungsdyspnoe aufgetreten. Er habe dann im März zunächst linksseitig und 2 Wochen später auch rechtsseitig eine Fußheberschwäche bemerkt. Im Sommer sei eine Schwäche der linken und im September auch der rechten Hand hinzugekommen. Im Verlauf habe er dann eine zunehmende Rumpfinstabilität sowie eine Sprechstörung bemerkt. Zum Zeitpunkt der Aufnahme zeigten sich eine deutliche Ruhedyspnoe und eine Dyspnoe beim Essen. Er verschlucke sich nur selten. Die Mahlzeiten seien aber kleiner geworden, da ihn das Essen sehr anstrenge. Seit Sommer habe er 10 kg Gewicht verloren. Bei einer Körpergröße von 1,65 m wog er zu diesem Zeitpunkt 42 kg (BMI 16). Seit November 2016 konnte Herr E. nicht mehr laufen und war nun auf einen Rollstuhl angewiesen. Aufgrund des Verdachts auf eine Dysphagie und der geschilderten Beeinträchtigung der verbalen Kommunikation erfolgte die Zuweisung zur Logopädie. Bisher war Herr E. nicht in logopädischer Behandlung gewesen. Hier berichtete er, das Sprechen sei hauptsächlich wegen der zunehmenden Atemnot zum Problem geworden. Die Stimme bliebe ihm immer wieder weg, das Sprechen sei anstrengend.

Die Artikulation war klar bei gut erhaltener Diadochokinese, die Verständlichkeit unbeeinträchtigt. Auffällig waren eine behauchte Stimme und reduzierte Stimmstärke sowie ein regelhafter Einsatz der gesamten Atemhilfsmuskulatur beim Sprechen, insbesondere der äußeren Halsmuskulatur.

Er erzählte, das Schlucken falle ihm ebenfalls seit Kurzem sehr schwer. Die hohe Atemfrequenz sei beim Essen sehr störend und führe zum Verschlucken. Ein Abhusten sei kaum noch möglich. Er müsse sehr vorsichtig essen und immer mehrfach schlucken. Nach jedem Bissen müsse er etwas trinken, um die Nahrung durch den Rachen transportieren zu können. Er esse aber alles, ohne Einschränkung hinsichtlich der Nahrungskonsistenz.

In der klinischen Schluckuntersuchung zeigte sich neben den geschilderten Symptomen (Dysphonie, abgeschwächter willkürlicher Husten) auch eine

Schwäche der Zungenmuskulatur beidseits, jedoch ohne Faszikulationen oder Atrophien. Bei Palpation war der Zungenrücken hyperton. Beim klinischen Wasserschlucken zeigte sich schon bei kleinen Mengen ein fraktionierter Bolustransport. Es bestand der Verdacht auf eine relevante Dysphagiesymptomatik mit hohem Aspirationsrisiko.

Bei der Beobachtung einer Mahlzeit wurde ein weiteres die Nahrungsaufnahme erschwerendes Problem sichtbar: Das Essen war auch aufgrund der Schwäche der oberen Extremitäten mit enormer Anstrengung verbunden. Das Heben der Arme war nur unter Beteiligung des gesamten Schultergürtels und der äußeren Halsmuskulatur möglich, was sich sekundär negativ auf die Schluckfunktion auswirkte. Zudem war aufgrund der Schwäche der Rumpfmuskulatur der freie Sitz im Rollstuhl erschwert. Eine entsprechend stabilisierende Lagerung und eine Erhöhung der Tischplatte (höhenverstellbarer Tisch aus der Ergotherapie) mit Ablegen der Ellbogen auf Höhe des Brustbeins brachten unmittelbar eine Erleichterung im Sinne eines müheloseren Essens mit ruhigerer Atmung und ohne kompensatorischen Einsatz der Hals- und Schultermuskulatur.

Zur Objektivierung der klinischen Befunde und Einordnung einer inzwischen aufgetretenen Pneumonie fand eine FEES statt. Passend zu den anamnestischen Angaben und dem klinischen Bild ergab die Funktionsprüfung einen schwachen Glottis- und Taschenfaltenschluss. Nach der Nasenpassage war zudem auf Höhe des Velums eine deutliche Hyperreflexie zu beobachten. Bei Schluckversuchen mit verschiedenen Konsistenzen zeigte sich eine fraktionierte und unvollständige pharyngeale Boluspassage mit Retentionen in den Valleculae, den Sinus piriformis und der Postcricoidregion, meist mit Übertritt in den Larynxeingang. Die Penetrationen verblieben an der laryngealen Epiglottisseite, auf den Taschenfalten und den Stimmlippen.

Eine nachfolgende Aspiration über die hintere Kommissur war in der Untersuchung nicht sichtbar, musste aber im Verlauf einer Mahlzeit als wahrscheinlich angenommen werden. Insbesondere bei Flüssigkeiten zeigte sich bei steigenden Bolusvolumina eine Erhöhung der Atemfrequenz, ein schwacher spontaner Husten und kurzzeitig geräuschhaftes Atmen. Es war daher von einer intradeglutitiven Aspiration auszugehen. Zusammenfassend bestand eine schwere Dysphagie mit Störung der oralen und pharyngealen Phase bei Schwäche der am Schlucken beteiligten Muskulatur und Störung der Atem-Schluck-Koordination im Rahmen einer ausgeprägten respiratorischen Insuffizienz mit

Tachypnoe. Es war von einem hohen intra- und postdeglutitiven Aspirationsrisiko auszugehen.

Eine PEG-Anlage wurde dringend empfohlen. Da Herr E. eine nasogastrale Sonde ablehnte, sollte die orale Ernährung bis zur PEG-Anlage äußerst zurückhaltend erfolgen. Es wurde vorzugsweise hochkalorische breiige Konsistenz und Wasser in sehr kleinen Bolusgrößen empfohlen. Der Patient sollte häufig kleine, energieangereicherte bzw. hochkalorische Mahlzeiten zu sich nehmen und diese zur Rachenreinigung mit klarem Wasser abschließen. Zudem wurde die Beeinträchtigung der physiologischen Atem-Schluck-Koordination thematisiert und die bewusste Anpassung angeleitet. Er sollte bewusst vor dem Schlucken einatmen und unmittelbar nach dem Schlucken ausatmen, um den laryngealen Verschluss zu verbessern und eine Inhalation von Retentionen zu vermeiden.

Durch die gleich bei Aufnahme eingeleiteten atemtherapeutischen Maßnahmen stabilisierte sich Herr E. in den folgenden Tagen zusehends. Es wurde eine nicht-invasive druckkontrollierte Heimbeatmungstherapie eingeleitet, die über mehrere Stunden täglich sowie durchgehend nachts erfolgte. Für zu Hause wurden zwei Beatmungsgeräte verordnet. Aufgrund einer Mundtrockenheit wurde zusätzlich ein Atemgasbefeuchter zum Einsatz gebracht. Um eine suffiziente Sekretmobilisation zu ermöglichen, wurde ein Hustenassistent eingesetzt und für den häuslichen Gebrauch verordnet. Zusätzlich wurde regelmäßig Sekret aus den oberen Atemwegen abgesaugt. Ein mobiles Absauggerät wurde ebenfalls verordnet.

Nach erfolgreicher PEG-Anlage und komplikationslosem Kostaufbau wurde Herr E. dann entlassen. Die orale Ernährung stellte er im Folgenden komplett ein. Die respiratorische Situation verschlechterte sich im Krankheitsverlauf weiter. Er wurde einige Wochen später erneut stationär aufgenommen. Die Option einer Tracheotomie mit invasiver Beatmung wurde nun erneut mit Herrn E. und seiner Familie diskutiert. Bereits beim Erstkontakt hatte er sich im Beisein seiner Ehefrau gegen eine Reanimation und Intubation sowie eine intensivmedizinische Behandlung ausgesprochen. Er verstarb in der folgenden Nacht – 1 Jahr nach Erkrankungsbeginn.

Falldarstellung Herr W.

Diagnose: ALS, spinaler Verlaufstyp, 60 Jahre

Herr W. befand sich aufgrund seiner ALS mit Tetraparese im Pflegeheim. Er wurde voll-oral ohne Anwendung kompensatorischer Methoden ernährt. Eine dekompensierte respiratorische Insuffizienz führte zur stationären Aufnahme mit der Indikation zur Eingewöhnung der Heimbeatmung. Diese wurde für 24 h notwendig, sodass die Nahrungsaufnahme trotz Anwendungsversuch einer Nasenmaske unmöglich wurde. Die unter Beatmung durchgeführte FEES ergab den Befund von Aspirationen breiiger Konsistenz. Als Ursache wurde die veränderte Atem-Schluck-Koordination unter hohen Beatmungsdrücken (P_{Insp} [inspiratorischer Druck] 20 cm/H_2O und PEEP 8 cm/H_2O) angenommen. Es wurde die Anlage einer PEG empfohlen und die orale Ernährung vollständig eingestellt. Nach nur knapp zwei Monaten wurde ein erneuter Anstieg des pCO_2 auf 52 mm Hg trotz Anwendung der Beatmung erreicht. Herr W. entschied sich für die Anlage eines Tracheostomas und die invasive Beatmung. Nach Heilung der Einstichstelle und Anpassung der Trachealkanüle erfolgte eine erneute FEES. Der Befund ergab keine anhaltenden Penetrationen; Aspirationen wurden ausgeschlossen. Nach allmählichem oralen Kostaufbau konnte Herr W. wieder vollständig oral mit Vollkost, Flüssigkeiten und allen notwendigen Medikamenten ernährt werden.

Falldarstellung Herr A.

Diagnose: Atypische Motoneuronerkrankung, 64 Jahre

Der 64-jährige Patient beklagte Sensibilitätsstörungen im Gesicht, die sich von der rechten Stirn ausbreiteten. 2 Jahre später entwickelte sich eine Schwäche der Kaumuskulatur, zunächst rechts über 6 Monate hinweg, später auch links. Das Sprechen nahm in der Artikulationsschärfe ab. Zudem zeigte Herr A. eine Schwäche der Nackenmuskulatur und daraus resultierend Nackenschmerzen. Des Weiteren war eine leichte Schwäche beider Arme und eine Pelzigkeit der Finger rechts festzustellen. Herr A. berichtete, er habe ca. 10 kg an Körpergewicht verloren, spreche undeutlich und könne nur breiige beziehungsweise flüssige Nahrung oral zu sich nehmen. Er habe keine Kraft zum Kauen weicher oder fester Nahrung. Oft sei es ihm nicht möglich, seinen Speichel zu schlucken. Er müsse dann stark husten und diesen ausspucken.

Bei der klinisch-logopädischen Untersuchung zeigten sich eine Hypästhesie und Hypalgesie beider Gesichtshälften und der gesamten behaarten Kopfhaut, Gaumen, Wange und Zunge, rechts mehr als links, eine ausgeprägte Atrophie und Parese des M. masseter und M. temporalis beidseits, aber ebenfalls rechts größer als links, eine Glossopharyngeusparese rechts, randständige Zungenfibrillationen und eine Bradyglossokinesie. Daraus resultierend sprach der Patient ausgeprägt dysarthrisch i. S. einer reduzierten Artikulationsschärfe mit Lenisierung apikaler und labialer Laute. Die verbale Kommunikation war meist verständlich, gelegentlich musste nachgefragt werden, um das Verständnis zu sichern. Ein Mundschluss war kaum möglich. Die Stimme klang feucht, gurgelig, belegt. Es fanden sich orale Speichelresiduen.

Die fiberendoskopische Schluckuntersuchung ergab den Befund einer schweren Dysphagie mit Beeinträchtigung der oralen Transportphase und gestörter pharyngealer Phase. In der Ruhebeobachtung fanden sich pharyngeale Speichelresiduen mit Überlauf in den Larynx bis auf Stimmlippenebene.

Der Transport von breiiger Konsistenz aus der Mundhöhle in den Pharynx war zeitlich deutlich verlängert. Anschließend zeigten sich massive Residuen um den gesamten Larynx und eine Penetration bis auf Stimmlippenebene. Auch nektarartig angedickte Flüssigkeit penetrierte bis auf Stimmlippenebene. Ein effektives Husten setzte grundsätzlich und prompt ein, sodass das Material aus dem Aditus laryngis entfernt und eine Aspiration verhindert wurde. Dennoch verblieben das Schluckmaterial und der Speichel im gesamten Pharynx, sodass abgesaugt werden musste. Die resultierende Empfehlung aus dieser Untersuchung war die vollständig enterale Ernährung und die Anlage einer PEG.

Nach weiteren 1,5 Jahren manifestierten sich eine zunehmende Nackenstreckerparese, Nackenschmerzen und Atrophien der Schultergürtelmuskulatur, der Oberarme und der kleinen Handmuskeln beidseits, rechts mehr als links.

Die logopädische Therapie konzentrierte sich im Bereich der Dysarthrie auf bewusstes und langsames Artikulieren von Einzelworten, Phrasen und Sätzen mit Häufung von apikalen und labialen Lauten. Aufgrund der sensiblen Defizite im Bereich der Zunge und der Lippen wurden die Artikulationsstellen ungenau getroffen und der Lippenschluss war insuffizient. Diese Übungen wurden zunächst vor einem Spiegel durchgeführt, um die visuelle Kontrolle zu gewährleisten. Nach wenigen Übungseinheiten zeigte sich eine wesentliche Verbesserung der

Verständlichkeit, die nicht durch einen Zuwachs an Kraft entstand, sondern vielmehr durch das konzentrierte Beeinflussen der Artikulatoren und den bewussten Kontakt der Artikulatoren mit den Artikulationsstellen. Es war jedoch immer wieder notwendig, Übungseinheiten mit dem Fokus auf diese Kompensation durchzuführen, um die Bewegungsabläufe aufrechtzuerhalten und damit die Verständlichkeit zu sichern.

Zur Entlastung der Nackenmuskulatur wurden Übungen aus dem Konzept der Orofazialen Regulationstherapie umgesetzt. Im Verlauf wurde es notwendig, dass Herr A. eine Halskrause zur Entlastung der Nackenmuskulatur nutzt. Zunächst sei die Halskrause sehr einengend für ihn gewesen und habe das Schlucken erschwert. Unter therapeutischer Aufsicht konnten ihm aber die Angst und das Gefühl, keine Luft zu bekommen und nur erschwert schlucken zu können, genommen werden. Die Halskrause hatte zudem einen positiven Effekt auf den Mundschluss. Herr A. konnte häufiger schlucken und es staute sich deutlich weniger Speichel auf. Passive Dehnübungen des Kiefers, Nackens und der Wangenmuskulatur beschrieb er als wohltuend und schließlich erleichternd für die Durchführung von Bewegungen beim Sprechen und Schlucken. Als neues Therapieziel wurde nun die Aufrechterhaltung einer gewissen teiloralen Ernährung formuliert. Also war es zunächst wichtig, den oralen Transport zu verbessern und die tiefen Penetrationen mit hoher Aspirationsgefahr zu verhindern. Durch bewussten Mundschluss und willkürlich intensivere Zungenrücken- und Kehlkopfhebung („lang und kräftig schlucken") konnte dies nach ca. drei Wochen erreicht werden. Der Patient ist heute noch immer in der Lage, unter Anwendung kompensatorischer Maßnahmen wie z. B. postdeglutitives Husten, leeres Nachschlucken und grundsätzlich kräftiges Schlucken kleiner Bolusmengen, zusätzlich zur enteralen Ernährung über die PEG-Anlage breiige und nektarartig angedickte Flüssigkeiten oral aufzunehmen.

7 Ambulante und häusliche Versorgung

Eine adäquate häusliche Versorgung kann während eines Aufenthaltes in einer spezialisierten Klinik, über eine universitäre Spezialambulanz oder den betreuenden niedergelassenen Neurologen initiiert und geplant werden. Die weitere Begleitung können unabhängige Versorgungskoordinatoren übernehmen, die den individuellen Bedürfnissen der Betroffenen im Verlauf der Erkrankung gerecht werden. Persönliche Koordinatoren erleichtern den Patienten und ihren Angehörigen die Versorgung mit Hilfsmitteln, Heilmitteln, Medikamenten und Pflegeleistungen. Für die individuelle Versorgung vernetzen sie Therapeuten, Ärzte, Pflegeeinrichtungen, Sanitätshäuser und Apotheken.

Die ambulante Palliativversorgung ermöglicht es Schwerkranken, so auch ALS-Patienten, die letzte Zeit zu Hause verbringen zu können. Diese speziellen Pflegedienste arbeiten zusammen mit Hausärzten, Pflegediensten, Palliativmedizinern, stationären Einrichtungen und selbstverständlich mit den Angehörigen. Neben pflegerischen Tätigkeiten sind sie auch beratend tätig, helfen belastende körperliche Symptome zu behandeln und begleiten mit Unterstützung von Psychologen und Seelsorgern durch die schwere Zeit. Für jeden Betroffenen in einer palliativen Situation besteht ein gesetzlicher Anspruch auf diese Leistungen. Manchmal sind es Gespräche, die den Betroffenen und ihren Angehörigen helfen, mit der Situation umzugehen.

Als Grundlage für eine adäquate häusliche Versorgung dienen die klinischen Vorbefunde, die das ambulante Versorgungsteam nach Einwilligung des Patienten oder eines gesetzlichen Vertreters zur Verfügung gestellt bekommen sollte. Ergänzend können sich die Behandler des interdisziplinären Teams mittels entsprechender Fragebögen bereits im Vorfeld ein Bild von der häuslichen Situation, der Mobilität sowie der Kommunikationsfähigkeit und Ernährungssituation machen. Für Informationen über Schluckstörungen stehen der Anamnesefragebogen aus dem NOD®-Stufenkonzept (Ickenstein et al., 2009) oder der SWAL-QoL (dt. Fassung Prosiegel et al., 2006) zum Download bereit. Die wichtigsten Informationen zur Alltagskommunikation erhalten Therapeuten aus dem ICF-orientierten Anamnesefragebogen für neurogene Sprach-, Sprech- und Schluckstörungen. Das Einverständnis des Betroffenen vorausgesetzt sollten Angehörige in die Anamnese einbezogen werden. Vor allem bei einer parallel auftretenden frontotemporalen Demenz ist es wichtig, Informationen zur Krankheitsgeschichte und zu für die Therapie essentiellen biografischen Daten über die Angehörigen in Erfahrung zu bringen (vgl. Weinert & Motzko, 2010).

Dysphagie- und Dysarthriesymptomatik bei ALS-Betroffenen verschlechtern sich je nach individuellem Verlauf mitunter innerhalb einiger Monate rasant. Dies macht klinische Verlaufskontrollen auch im Rahmen der häuslichen Betreuung erforderlich. Auf dieser Basis können weiterführende apparative diagnostische Methoden oder eine Weiterversorgung im klinischen Setting initiiert werden.

Analog zum Vorgehen im stationären Kontext müssen bei Patienten mit multiresistenten Keimen auch bei der häuslichen Versorgung die besonderen Hygienemaßnahmen zwingend eingehalten werden. Sinnvoll ist es, Betroffene an das Ende einer Tagestour zu terminieren, um die Gefahr der Übertragung auf andere Patienten zu reduzieren. Es ist dabei grundsätzlich auf sorgfältige Desinfektion der Hände zu achten und Schutzkleidung zu tragen. Spezielle Schulungen zum Thema Hygiene werden in Kliniken, speziellen Fortbildungsinstituten oder über die Gemeinnützige Gesellschaft für soziale Dienste angeboten.

Die Versorgung von Patienten mit Trachealkanülen stellt Logopäden während des Hausbesuchs vor besonders große Herausforderungen. Hierbei kann es zu verschiedenen Komplikationen kommen, die lebensbedrohliche Konsequenzen für den Betroffenen haben können. Daher ist es grundsätzlich sinnvoll, die Betreuung dieser Patienten erfahrenen Kollegen zu überlassen und Ärzte, spezialisierte Versorger oder Intensivpflegedienste unterstützend zu Rate zu ziehen. Der regelmäßige Wechsel von Trachealkanülen im Zeitraum von 28 Tagen sollte immer im Tandem erfolgen. So können die hygienischen Standards besser eingehalten werden und es kann im Falle einer Stomaverengung oder Schwierigkeit, die neue Kanüle einzuführen, schnell reagiert werden. In der ambulanten Versorgung stehen grundsätzlich nicht alle medizinischen Disziplinen oder apparativen Methoden zur Untersuchung bereit. Deshalb gibt es Grenzen der Versorgung, die zu einer erneuten stationären Aufnahme führen können.

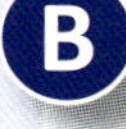

FALLBEISPIEL

Ein von ALS-Betroffener kommt in unsere Klinik zur Anlage einer invasiven Beatmung. Bisher lebte er in einem Pflegeheim, das nicht auf beatmete Patienten eingerichtet ist. Die Plätze für eine solch hochspezialisierte Pflege sind rar. Daher ist es zunächst Aufgabe des Sozialdienstes, eine Einrichtung zu finden, die den individuellen Erfordernissen entspricht. Diese soll sich auf Wunsch des Patienten idealerweise in einem relativ engen Radius der mitbetreuenden Angehörigen befinden. Die Wahl fällt auf eine sogenannte „Beatmungs-Wohngruppe“ mit 24-Stunden-Intensivpflegedienst. Neben den Kosten für die pflegerischen Leistungen wird in dieser Art Wohngruppe noch eine WG-Zimmermiete fällig. Einrichten muss der Mieter den Raum selbst. Daher müssen vorab von der Klinik aus die örtlichen Gegebenheiten geprüft werden. Hier stellt sich heraus, dass eine Rufanlage mit Sensoransteuerung installiert und ein Pflegebett organisiert werden müssen. Zudem fällt bei der Besichtigung auf, dass der Aufzug keinen Transport auf einer Transportliege erlaubt. Auch im Hinblick auf das Trachealkanülenmanagement sind spezielle Vorbereitungen notwendig. So wird der Pflegedienst der Wohngruppe vor der Verlegung im Umgang mit der für den Patienten individuell angepassten Kanüle geschult. Dennoch kommt es bei einem der folgenden Kanülenwechsel zu massiven trachealen Blutungen, sodass der Patient notfallmäßig zurück in unsere Klinik verlegt wird. Als Ursache für die Blutung kann endoskopisch granulomatöses Gewebe in der Trachea festgestellt werden. Zur Abtragung des Gewebes erfolgt die Verlegung in die Abteilung für HNO-Heilkunde.

Damit die häusliche Versorgung optimal auf den Patienten abgestimmt ist, muss das multiprofessionelle Team unter Einbeziehung des Patienten und seiner Angehörigen bereits in der Klinik vernetzt sein. Dies gelingt durch die Etablierung multidisziplinärer Visiten und Teambesprechungen, in denen die Wünsche und Bedürfnisse des Betroffenen eruiert werden. Die Vorteile dieser Abläufe zeigen sich in höherer Patientenzufriedenheit, verbesserter Organisation und in der Optimierung des Zeitmanagements. Der Verlauf der Erkrankung sowie die Therapie- und Versorgungsziele können geprüft und ggf. angepasst werden. Eine präzise Dokumentation schafft dabei Transparenz und Nachhaltigkeit. Sie sollte im Team erfolgen und innerhalb des Teams für jeden zugänglich sein. Das Überleitmanagement soll die Schnittstelle zwischen der Klinik und den ambulanten Versorgern auf Grundlage dieser Dokumentation bieten.

Die Aufgaben des Überleitmanagements sind in folgender Grafik zusammengefasst:

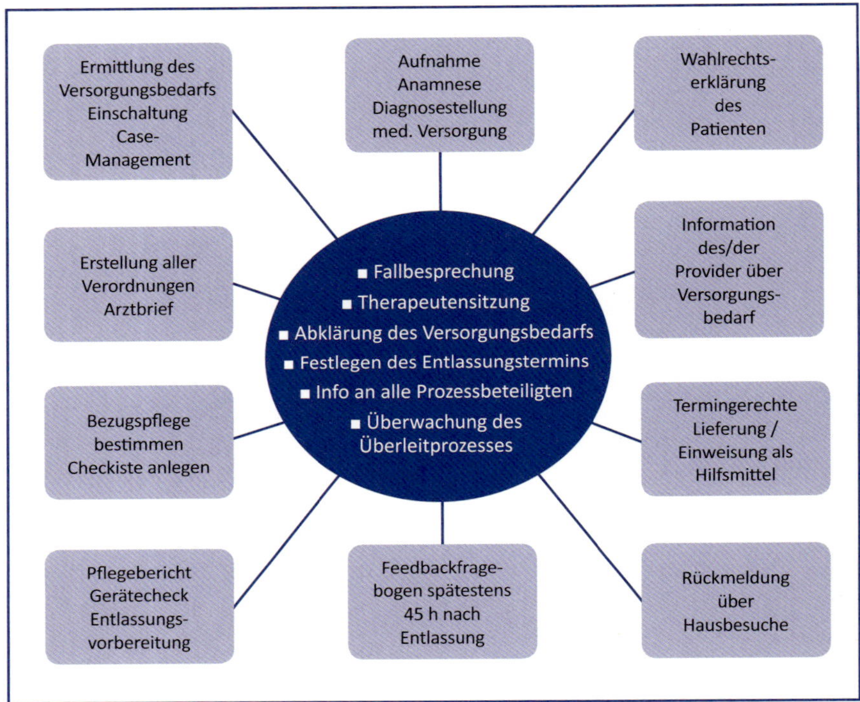

Ziele des Überleitmanagements sind:

- Entlastung der stationären Pflege beim Entlassmanagement
- Entlastung der Ärzte
- Sicherheit für Patienten, Angehörige und Pflegedienst beim Überleitungsprozess nach Hause oder in eine Pflegeeinrichtung
- Kontinuierliche Qualitätssicherung in der Versorgung
- Transparenz, Informationsfluss, Vermeidung falscher Informationen
- Direkter Ansprechpartner für Patient und Angehörige
- Organisation spezialisierter Fachkräfte und angepasster Räumlichkeiten sowie Hilfsmittel

8 Anhang

Bulbäre Symptomatik

1. Sprache
- ④ Normal
- ③ Hörbare Sprechstörungen
- ② Verständlich mit Wiederholungen
- ① Sprache kombiniert mit nicht-verbaler Kommunikation
- ⓪ Verlust der verständlichen Sprache

2. Speichelfluss*
- ④ Normal
- ③ Leicht, aber eindeutig vermehrter Speichel im Mund, eventuell nächtlicher Speichelverlust aus dem Mund
- ② Mäßig vermehrter Speichel im Mund, eventuell geringer Speichelverlust aus dem Mund möglich
- ① Deutlich vermehrter Speichel im Mund, teilweise mit Speichelverlust aus dem Mund
- ⓪ Deutlicher Speichelfluss aus dem Mund, Taschentuch ständig erforderlich

3. Schlucken
- ④ Normal
- ③ Beginnende Essprobleme – gelegentliches Verschlucken
- ② Änderung der Nahrungskonsistenz
- ① Ergänzende Sondenernährung erforderlich
- ⓪ Nahrungsaufnahme ausschließlich über Sondenernährung oder direkt in die Blutbahn (parenteral)

* Speichelfluss bezieht sich auf den wässrigen Speichel und nicht auf zähe Sekrete (Schleim), die sich im Rachenraum ansammeln

** Die Handschrift bezieht sich auf die Hand, mit der vor der Erkrankung geschrieben wurde (links- bzw. rechtshändig)

Feimotorik

4. Handschrift**
- ④ Normal, keine Veränderung
- ③ Langsam oder wackelig, alle Wörter sind lesbar
- ② Nicht alle Wörter sind lesbar
- ① Kann den Stift selbstständig halten, aber nicht schreiben
- ⓪ Kann den Stift nicht halten, unterschreibt gar nicht mehr

5a. Essen schneiden und Besteck handhaben (bei Patienten ohne Ernährungssonde)
- ④ Normal
- ③ Etwas langsam und unbeholfen, aber keine Hilfe erforderlich
- ② Kann die meisten Speisen schneiden, aber langsam und unbeholfen, braucht teilweise Hilfe
- ① Speisen müssen von jemandem geschnitten werden, kann aber langsam selbst essen
- ⓪ Muss gefüttert werden, kann keine Gabel oder Löffel halten

5b. Ernährungssonde und Utensilien handhaben (bei Patienten mit Ernährungssonde)
- ④ Normal
- ③ Etwas langsam und unbeholfen, kann aber alle Handgriffe selbstständig ausführen
- ② Beim Umgang mit Verschlüssen und Deckeln teilweise Hilfe erforderlich
- ① Kann minimale Unterstützung bei Sondenversorgung geben
- ⓪ Kann an keiner Stelle bei Sondenversorgung mithelfen

6. Ankleiden und Körperpflege
- ④ Normal
- ③ Keine Hilfe erforderlich, jedoch mit deutlicher Mühe verbunden
- ② Zeitweilig Hilfe oder Hilfsstrategien erforderlich
- ① Hilfe erforderlich
- ⓪ Vollständig abhängig

Mobilität

7. Umdrehen im Bett und Bettdecke richten
- ④ Normal
- ③ Selbstständig, jedoch langsamer und unbeholfener
- ② Selbstständig möglich, jedoch mit großer Mühe verbunden
- ① Kann zum Umdrehen oder Richten der Bettdecke ansetzen, aber die Bewegung nicht selbstständig vollenden
- ⓪ Selbstständiges Umdrehen oder Richten der Bettdecke nicht möglich

8. Gehen
- ④ Normal
- ③ Beginnende Gangstörung
- ② Gehen mit Unterstützung oder Hilfsmitteln
- ① Kann Beine bewegen, aber Gehen nicht möglich
- ⓪ Keine zielgerichtete Beinbewegung möglich

9. Treppensteigen
- ④ Normal
- ③ Langsamer
- ② Leichte Unsicherheit oder Ermüdung
- ① Unterstützung erforderlich
- ⓪ Treppensteigen nicht möglich

Atmung

10. Luftnot
- ④ Keine Luftnot
- ③ Luftnot bei mäßiger Belastung
- ② Luftnot bei minimaler Belastung
- ① Luftnot in Ruhe
- ⓪ Deutliche Luftnot in Ruhe; Erwägung atemunterstützender Maßnahmen wegen Luftnot

11. Luftnot im Liegen
- ④ Keine Luftnot in Liegen
- ③ Nachts teilweise Schwierigkeiten zu schlafen wegen Kurzatmigkeit, keine regelmäßige Verwendung von mehr als 2 Kissen
- ② Zusätzliche Kissen zum Schlafen erforderlich (mehr als 2 Kissen)
- ① Schlafen nur im Sitzen möglich
- ⓪ Schlafen aufgrund der Luftnot kaum möglich

12. Atemfunktionsstörung
- ④ Kein Atemhilfsmittel
- ③ Zeitweilige Nutzung einer Atemmaske
- ② Ständige Nutzung einer Atemmaske in der Nacht
- ① Ständige Nutzung einer Atemmaske Tag und Nacht
- ⓪ Luftzufuhr über einen Luftröhrenschnitt (Tracheostoma)

ALS-FRS-R, Deutsche Version

Quelle: www.encals.eu/outcome-measures/
nach Abdulla et al. (2013)

Glossar

Aditus laryngis	Kehlkopfeingang
Analgosedierung	medikamentöse Schmerzausschaltung (Analgesie) bei gleichzeitiger Beruhigung (Sedierung)
Anarthrie	erworbene Schädigung des zentralen oder peripheren Nervensystems mit Auswirkung auf die am Sprechen beteiligte Muskulatur, sodass Sprechbewegungen nicht mehr ausgeführt werden können, resultierend in vollständigem Verlust der Sprechfähigkeit, maximale Ausprägung der Dysarthrie
Anteflexion	nach vorne neigen
anterior	vorne liegend
Anticholinergika	Wirkstoff, der die Wirkung von Acetylcholin im parasympathischen Nervensystem unterdrückt; damit werden die Nervenreize, die zu einer Kontraktion der glatten Muskulatur und zur Sekretionsteigerung der Drüsen führen, unterbrochen
Aspiration	(von lat.: aspirãtiõ, von aspirãre ‚ansaugen', aus ad ‚heran' und spirãre ‚atmen') Eindringen von Material (Speichel, Flüssigkeit, Nahrung) in die Atemwege bis unter die Glottisebene, z. B. bei unzureichenden Schutzreflexen
Atelektase	kollabierter Lungenabschnitt, der mit wenig oder keiner Luft gefüllt ist; die Alveolarwände liegen aneinander an
Atelektase-prophylaxe	vorbeugende Maßnahmen, damit keine Atelektasen entstehen (z. B nicht-invasive Beatmung)
Atrophie	Rückbildung unter Funktionsverlust
Boluspassage	Weg der Nahrung, Flüssigkeit, des Speichels
Botulinumtoxin-Injektion	Einspritzen des Nervengiftes
Bradyglossokinese	verlangsamte Zungenbewegungen
bulbär	den Hirnstamm betreffend

Bulbärparalyse	Schädigung der motorischen Nervenbahnen vom Hirnstamm zur Schlundmuskulatur, was zu Dysarthrie, Dysphagie, Zwangslachen, Zwangsweinen mit Atrophie und Fibrillieren der Zunge führt
Bulbärsymptomatik	Erkrankungsmerkmale, die auf eine Schädigung des Hirnstamms zurückzuführen sind
Chin Tuck	engl. Kinn auf die Brust neigen
Cough Assist	Gerät zur mechanischen Unterstützung der Sekretmobilisation und des Abhustens (engl. cough)
Dehydration	Austrocknung
Diadochokinese	griech. διαδέχομαι sich ‚ablösen, nachfolgen' und κινεῖν ‚bewegen' Fähigkeit, rasch aufeinander folgender Bewegungen, beispielsweise die Ein- und Auswärtsdrehung des Unterarms
dorsal	rückseitig gelegen
Drooling	engl. für Speichelverlust aus dem Mund
Dysarthrie	Sprechstörung; erworbene Sprechstörung mit Einschränkungen in der Aussprache (Artikulation), der Stimme oder der Sprechmelodie (Prosodie)
Dysphonie	Stimmstörung; Beeinträchtigung des stimmlichen Teils der Artikulation
Dyspnoe	Atemnot/Luftnot
endoskopisch	wörtlich: ‚in das Innere sehen'; mittels Endoskop
Epiglottis	Kehldeckel
Exspiration	Ausatmung
extrinsisch	von lat. extrinsecus; äußere Faktoren oder Motivationen betreffend
Faszikulationen	durch die Haut hindurch sichtbare Muskelzuckungen
Fazialisparese	Lähmung des Nervs (N. facialis), der das Gesicht primär motorisch versorgt
FEES	Flexible endoskopische Evaluation des Schluckens; bildgebendes Verfahren in der Diagnostik der Dysphagie
FOTT	Facio-Orale Trakt Therapie

Frontotemporale Demenz (FTD)	auch Pick'sche Erkrankung, neurodegenerative Erkrankung, die die Stirn- und Schläfenlappen zerstört
Gastrostomie	chirurgische Schaffung einer künstlichen Mündung des Magens (Gastrostoma) auf der Bauchdecke zur Anlage einer Ernährungssonde
Gliazellen	Nervenkitt, Überbegriff für Zellen im Nervengewebe, die sich strukturell und funktionell von den Nervenzellen (Neuronen) abgrenzen lassen
glosso-velar	Kontakt zwischen Zunge und Gaumensegel
Glossopharyngeus-parese	Lähmung des Nervs (N. glossopharyngeus), der Zunge und Rachen sensibel, sensorisch, motorisch und parasympathisch versorgt
Gotischer Gaumen	hoher nach oben spitz zulaufender Gaumen
HME	Abürzung für engl. Heat and Moisture Exchanger; Wärme und Feuchtigkeitstauscher, künstliche Nase
Hyoid	Zungenbein
Hypalgesie	herabgesetzte Schmerzempfindung
Hypästhesie	herabgesetzte Berührungs- und Druckempfindung der Haut
Hyperadduktion	bezüglich der Kraft übersteigertes Aneinanderführen (zum Beispiel können durch einen hohen Kraftaufwand beide Stimmlippen sehr kräftig aneinander gepresst werden)
Hyperfunktion	Überfunktion
Hyperkapnie	erhöhter Kohlendioxidgehalt (CO_2-Gehalt) im Blut
Hypermetabolismus	gesteigerter Stoffwechsel
Hyperreflexie	gesteigerte Reflexe
Hypersalivation	vermehrte Speichelproduktion
Hyperventilation	eine über den eigentlichen Bedarf gesteigerte Belüftung der Lungen
Hypoxie	Minderversorgung des Gewebes mit Sauerstoff
intradeglutitive Aspiration	Eindringen von Speichel, Nahrung oder Flüssigkeit in die unteren Atemwege während des Schluckvorganges
intrinsisch	aus sich selbst heraus motiviert
Inzidenz	bezeichnet die Häufigkeit von Ereignissen bezogen auf die Zeit

Kapnometrie	Verfahren, um den Gehalt an Kohlenstoffdioxid (CO_2) in der Ausatemluft eines Patienten zu messen und zu überwachen
Katabolismus	Abbau von Stoffwechselprodukten von komplexen zu einfachen Molekülen zur Entgiftung des Organismus und zur Energiegewinnung
kohäsiver Bolus	Gabe von zusammenhaftender Speise
Kommissur	Verbindung zwischen zwei Seiten einer gemeinsamen Struktur
Kopfanteflexion	Kopfneigung in Richtung der Brust
kostal	die Rippen betreffend
kranial	schädel-, kopf- oder scheitelwärts, am oder zum oberen Bereich hin gelegen
Laryngoskop	Kehlkopfspiegel; Gerät entweder zur indirekten Betrachtung des Kehlkopfes (‚indirekte Laryngoskopie') oder zur direkten Betrachtung des Kehlkopfes (‚direkte Laryngoskopie')
Larynx	Kehlkopf
Leckage	Luftverlust im Beatmungssystem; gemeint ist hier in erster Linie der Luftverlust, der durch das Entcuffen der Trachealkanüle entsteht; Loch, Rinnverlust mit Austritt von Gas, Flüssigkeit etc.
Molare	Mahlzähne
Mutation	dauerhafte Veränderung im Erbgut
myatroph	Muskelschwund, krankhafte Verkümmerung der Muskulatur
nicht-invasive Heimbeatmung (NIV)	maschinelle Atemunterstützung über die natürlichen Atemwege mit einer Maske; NIV entstammt der Abkürzung von ‚non-invasive ventilation'
oral	von lat. os, oris ‚Mund'; im Mund, zum Mund, den Mund betreffend
Ösophagussphinkter	Musculus constrictor pharyngis inferior; verschließt den Eingang in die Speiseröhre, um einerseits das Verschlucken von Luft beim Atmen und Sprechen und andererseits die Aspiration von Mageninhalt zu verhindern
Palpation	Tastuntersuchung

Paradoxe Atmung	auch Schaukelatmung oder Froschbauchatmung; ein Atemmuster, bei welchem sich, im Gegensatz zur normalen Atmung, der Brustkorb (oder ein Teil davon) beim Einatmen nach innen und beim Ausatmen nach außen bewegt
Paresen	Lähmungen
perkutan	durch die Haut
Perkutane endoskopische Gastrostomie (PEG)	perkutane endoskopische Gastrostomie; gemeint ist eine Ernährungssonde, die direkt durch die Bauchwand in den Magen fuhrt
Phonation	Stimmgebung
Polysomnografie/ Schlafpolygrafie	diagnostisches Verfahren zur Messung physiologischer Funktionen und stellt die umfangreichste Untersuchung des Schlafes einer Person dar
Postcricoidregion	Region zwischen hinterer Rachenwand und dem Kehlkopf, seitlich begrenzt durch die Sinus piriformes
posteriores Leaking	frühzeitiges Abgleiten von Speichel, Nahrung oder Flüssigkeit in den Rachen
prädeglutitiv	vor dem Schlucken
proximal	rumpfnah
Pseudobulbärparalyse, Pseudobulbärsyndrom	Schädigung der motorischen Nervenbahnen zum Hirnstamm, was zu Dysarthrie, Dysphagie, Zwangslachen und Zwangsweinen führt, aber ohne Atrophie oder Fibrillieren der Zunge
Pseudohypersalivation	scheinbar Zuviel an Speichel; Ursache: meist eine zu geringe Schluckfrequenz, die das Abschlucken von Speichel reduziert
pulmonal	die Lunge (lat. pulmo) betreffend
Residuen	Reste
Resonanz	Widerhall
Respiratorische Insuffizienz	Schwäche der mechanischen Atmung, die zu einer Minderbelüftung der Lunge führt
Retentionen	Speichel, Nahrung oder Flüssigkeit, die nach dem Schlucken im Rachen zurückbleiben
Retraktion	nach hinten ziehen

Schluckreflex-triggerung	Auslösen des Schluckreflexes
Sekretolyse	Verflüssigung von zähem Sekret
Sinus piriformis	taschenförmige Vertiefung links und rechts am unteren Ende des Pharynx zum Übergang in den Ösophagus
SKKG	selbstständiger Kieferkontrollgriff
Tachypnoe	beschleunigte Atmung
Tracheotomie	Eröffnung der Luftröhre zur Anlage eines künstlichen Atemweges
transnasal	durch die Nase
Vallecula Mehrzahl: Valleculae	Vertiefung zwischen Zungengrund und Kehldeckel
ventral	bauchwärts gelegen
VFS	Abkürzung für ‚Videofluoroscopic Swallowing Study'; bildgebendes Verfahren in der Diagnostik der Dysphagie
Videofluoroskopie	bildgebendes Verfahren in der Diagnostik der Dysphagie
Vitalkapazität	Kenngröße für die Funktion der Lunge; Luftmenge, die nach maximaler Einatmung maximal auf einmal ausgeatmet werden kann
Weaning	engl. Entwöhnung; meist ist damit die Entwöhnung von der Beatmung gemeint (Beatmungsweaning); teilweise spricht man auch von einem Trachealkanülen-Weaning, womit die Entwöhnung von der Kanüle gemeint ist / Entwöhnung von der maschinellen Beatmung

Nützliche Links

Die folgende Liste ist eine Zusammenstellung von nützlichen Webadressen, die in der Erfahrung der Autoren Unterstützung und Informationen beim Umgang mit der Diagnose ALS bieten. Sie erhebt in keiner Weise Anspruch auf Vollständigkeit, kann aber ein guter Ausgangspunkt für die Suche nach Hilfe und Anlaufstellen sein.

Webadresse	Beschreibung
Selbsthilfegruppen	
www.dgm.org	Deutsche Gesellschaft für Muskelkranke
www.als-deutschland.de	Zusammenschluss von verschiedenen ALS-Selbsthilfevereinen
www.als-mobil.de	Zusammenschluss von ALS-Betroffenen zur Unterstützung beim Leben mit ALS
www.alleliebenschmidt.de	Selbsthilfeverein für Menschen, die an der ALS erkrankt sind

Webadresse	Beschreibung
Sonstige	
www.dgn.de	Deutsche Gesellschaft für Neurologie
www.charcot-stiftung.de	gemeinnützige Stiftung, die die ALS-Forschung an der Uniklinik Ulm unterstützt
www.mnd-als.de	Deutsches Motoneuronnetzwerk; Zusammenschluss der klinischen und wissenschaftlichen Zentren für Motoneuronerkrankungen in Deutschland
www.dzne.de	Deutsches Zentrum für Neurodegenerative Erkrankungen

Ort	Webadresse	Beschreibung
ALS Ambulanzen in Deutschland		
Berlin	www.als-charite.de	ALS Ambulanz der Charité in Berlin Leitung: Prof. Dr. Thomas Meyer
Bonn	www.neurodeg.uni-bonn.de	ALS Ambulanz der Klinik für Neurodegenerative Erkrankungen und Gerontopsychiatrie der Uniklinik Bonn Leitung: PD Dr. Patrick Weydt
Dresden	www.als-dd.de	Klinik und Poliklinik für Neurologie Bereich Neurodegenerative Erkrankungen Leitung: Prof. Dr. Andreas Hermann
Essen	www.krupp-krankenhaus.de/neurologie	ALS Ambulanz der Klinik für Neurologie des Krupp Krankenhaus Essen Leitung: Dr. Torsten Grehl
Göttingen	www.neurologie.med.uni-goettingen.de	Universitätsmedizin Göttingen Spezialambulanz für Motoneuron-erkrankungen Leitung: PD. Dr. Jan Koch, Prof. Dr. Paul Lingor
Hannover	www.mh-hannover.de/neurologie	ALS Ambulanz der Klinik für Neurologie Medizinischen Hochschule Hannover Leitung: Prof. Dr. Susanne Petri
Jena	www.neuro.uniklinikum-jena.de	Neuromuskuläre und ALS-Ambulanz der Klinik für Neurologie Leitung: Prof. Dr. Julian Großkreutz
Mannheim	www.diakonissen.de/krankenhaeuser/mannheim/kliniken-und-zentren/neurologie.html	Diakonissenkrankenhaus Mannheim Sprechstunde für Motoneuron-erkrankungen und ALS Leitung: PD Dr. Joachim Wolf
Münster	www.ukm.de	Institut für Schlafmedizin und Neuromuskuläre Erkrankungen Leitung: Prof. Peter Young
Rostock	www.neurologie.med.uni-rostock.de	Klinik und Poliklinik der Universitätmedizin Rostock Leitung: Prof. Dr. Johannes Prudlo
Ulm	www.uniklinik-ulm.de/neurologie.html	Universitätsklinikum Ulm Leitung: Prof. Dr. Albert Ludolph

8

Literaturverzeichnis

Abdulla, S., Vielhaber, S., Körner, S., Machts, J., Heinze, H.-J., Dengler, R., & Petri, S. (2013). Validation of the German version of the extended ALS functional rating scale as a patient-reported outcome measure. Journal of Neurology, 260(9), 2242–2255

Aho-Özhan, H. E. A., Böhm, S., Keller, J., Dorst, J., Uttner, I., Ludolph, A. C. & Lule, D. (2017). Experience matters: neurologiest`s perspectives on ALS patients`well-beeing. J. Neurol. Sci. 264, 639–646

Beauchamp, T. L. & Childress, J. F. (2013). Principles of Biomedical Ethics (OUP USA)

Borasio, D. N., Husemeyer, I. M. & Domenico, G. (2016a). Ernährung bei Schluckstörungen: Eine Sammlung von Rezepten, die das Schlucken erleichtern (Kohlhammer Verlag)

Borasio, G. D. (2016b). Über das Sterben: Was wir wissen. Was wir tun können. Wie wir uns darauf einstellen (Deutscher Taschenbuch Verlag)

Castillo Morales, R. (1991). Die orofaziale Regulationstherapie (Pflaum Verlag)

Cedarbaum, J. M., Stambler, N., Malta, E., Fuller, C., Hilt, D., Thurmond, B. & Nakanishi, A. (1999). The ALSFRS-R: a revised ALS functional rating scale that incorporates assessments of respiratory function. BDNF ALS Study Group (Phase III). J. Neurol. Sci. 169, 13–21

Daniels, S. K., Anderson, J. A. & Willson, P. C. (2012). Valid items for screening dysphagia risk in patients with stroke: a systematic review. Stroke 43, 892–897

Daniels, S. & Huckabee, M. L. (2008). Dysphagia following stroke. San Diego: Plural Pub.

Daniels, S. K., McAdam, C. P., Brailey, K. & Foundas, A. L. (1997). Clinical Assessment of Swallowing and Prediction of Dysphagia Severity. Am J Speech Lang Pathol 6, 17–24

Desport, J. C., Preux, P. M., Truong, T. C., Vallat, J. M., Sautereau, D. & Couratier, P. (1999). Nutritional status is a prognostic factor for survival in ALS patients. Neurology 53, 1059–1063

Dorst, J., Cypionka, J. & Ludolph, A. C. (2013). High-caloric food supplements in the treatment of amyotrophic lateral sclerosis: a prospective interventional study. Amyotroph. Lateral Scler. Front. Degener. 14, 533–536

Dorst, J., Dupuis, L., Petri, S., Kollewe, K., Abdulla, S., Wolf, J., Weber, M., Czell, D., Burkhardt, C., Hanisch, F., Vielhaber, S., Meyer, T., Frisch, G., Kettemann, D., Grehl, T., Schrank, B. & Ludolph, A. C. (2015). Percutaneous endoscopic gastrostomy in amyotrophic lateral sclerosis: a prospective observational study. J Neurol. 262(4), 849-858. doi: 10.1007/s00415-015-7646-2. Epub 2015 Jan 25

Dorst, J., Ludolph, A. C. & Huebers, A. (2018). Disease-modifying and symptomatic treatment of amyotrophic lateral sclerosis. Ther Adv Neurol Disord. 11, 1–16 h

Dorst, J., Weydt, P. & Ludolph, A. C. (2014). Langsamer Abschied von den Muskeln. Heilberufe 66, 45–48

Dorst, J., Dupuis, L., Petri, S., Kollewe, K., Abdulla, S., Wolf, J., Weber, M., Czell, D., Burkhardt, C., Hanisch, F. et al. (2015). Percutaneous endoscopic gastrostomy in amyotrophic lateral sclerosis: a prospective observational study. J. Neurol. 262, 849–858

Dupuis, L., Pradat, P.-F., Ludolph, A. C. & Loeffler, J.-P. (2011). Energy metabolism in amyotrophic lateral sclerosis. Lancet Neurol. 10, 75–82

EFNS Task Force on Diagnosis and Management of Amyotrophic Lateral Sclerosis. EFNS guidelines on the clinical management of amyotrophic lateral sclerosis (MALS) – revised report of an EFNS task force. - PubMed - NCBI

Farri, A., Accornero, A. & Burdese, C. (2007). Social importance of dysphagia: its impact on diagnosis and therapy. Acta Otorhinolaryngol. Ital. 27, 83–86

Gonzalez-Bermejo, J., Morélot-Panzini, C., Tanguy, M.-L., Meininger, V., Pradat, P.-F., Lenglet, T., Bruneteau, G., Forestier, N. L., Couratier, P., Guy, N. et al. (2016). Early diaphragm pacing in patients with amyotrophic lateral sclerosis (RespiStimALS): a randomised controlled triple-blind trial. Lancet Neurol. 15, 1217–1227

Grün, H. D., Laue, K. & Stallbohm, M. (2017). Logopädische Therapie bei Amyotropher Lateralsklerose. Eine Übungssammlung für Therapeuten aus der Praxis für die Praxis. 4. Auflage (Schulz-Kirchner Verlag)

Grün, H. D., Laue, K. & Stallbohm, M. (2018). Amyothrophe Lateralsklerose. Ein Ratgeber für Betroffene, Angehörige und (Sprach-)Therapeuten. 2. Auflage (Schulz-Kirchner Verlag)

Huckabee, M. L., Butler, S. G., Barclay, M. et al. (2005). Submental surface electromyographic measurement and pharyngeal pressures during normal and effortful swallowing. Arch Phys Med Rehabil. 86, 2144–2149

Hübers, A., Ludolph, A. C., Rosenbohm, A., Pinkhardt, E. H., Weishaupt, J. H. & Dorst, J. (2016). Amyotrophic lateral sclerosis. Multisystem degeneration. Nervenarzt 87, 179–188

Hübers, A., Weishaupt, J. H. & Ludolph, A. C. (2013). Genetics of amyotrophic lateral sclerosis. Nervenarzt 84, 1213–1219

Ickenstein, G., Hofmayer, A., Lindner-Pfleghar, B., Pluschinski, P., Riecker, A., Schelling, A. & Prosiegel, M.(2009). Standardisierung des Untersuchungsablaufs bei neurogener oropharyngealer Dysphagie (NOD). Neurologie & Rehabilitation 15(5), 290-300

Ickenstein, G. W., Riecker, A., Höhlig, C., Müller, R., Becker, U., Reichmann, H. & Prosiegel, M. (2010). Pneumonia and in-hospital mortality in the context of neurogenic oropharyngeal dysphagia (NOD) in stroke and a new NOD step-wise concept. J. Neurol. 257, 1492–1499

Kiernan, M. C., Vucic, S., Cheah, B. C., Turner, M. R., Eisen, A., Hardiman, O., Burrell, J. R. & Zoing, M. C. (2011). Amyotrophic lateral sclerosis. Lancet Lond. Engl. 377, 942–955

Kühnlein, P., Gdynia, H.-J., Sperfeld, A.-D., Lindner-Pfleghar, B., Ludolph, A. C., Prosiegel, M. & Riecker, A. (2008). Diagnosis and treatment of bulbar symptoms in amyotrophic lateral sclerosis. Nat. Clin. Pract. Neurol. 4, 366–374

Kurian, K. M., Forbes, R. B., Colville, S. & Swingler, R. J. (2009). Cause of death and clinical grading criteria in a cohort of amyotrophic lateral sclerosis cases undergoing autopsy from the Scottish Motor Neurone Disease Register. J. Neurol. Neurosurg. Psychiatry 80, 84–87

Lazarus, C., Logemann, J. A., Song, C. W. et al. (2002). Effects of voluntary maneuvers on tongue base function for swallowing. Folia Phoniatr Logop. 54, 171–176

Logemann, J. A. (1993). Manual for the Videofluorographic Study of Swallowing (Pro-Ed)

Langmore, S. E. (2001). Endoscopic Evaluation and Treatment of Swallowing Disorders (Thieme Verlag)

Langmore, S. E., Terpenning, M. S., Schork, A., Chen, Y., Murray, J. T., Lopatin, D. & Loesche, W. J. (1998). Predictors of aspiration pneumonia: how important is dysphagia? Dysphagia 13, 69–81

Langmore, S. & Wiswell, A. (2003). "How does FTLD affect swallowing in patients with ALS/MND?" Amyotrophic Lateral Sclerosis Other Motor Neuron Disorders. 4, 51-54

Ledl, C., Mertl-Rötzer, M. & Schaup, M. (2016). Modernes Dysphagiemanagement in der Neurologisch-neurochirurgischen Frührehabilitation. NeurolRehabil. 22, 231-250

Lindner-Pfleghar, B., Neugebauer, H., Stösser, S., Kassubek, J., Ludolph, A., Dziewas, R., Prosiegel, M. & Riecker, A. (2017). Management of dysphagia in acute stroke: A prospective study for validation of current recommendations. Nervenarzt 88, 173–179

Lloyd-Owen, S. J., Donaldson, G. C., Ambrosino, N., Escarabill, J., Farre, R., Fauroux, B., Robert, D., Schoenhofer, B., Simonds, A. K. & Wedzicha, J. A. (2005). Patterns of home mechanical ventilation use in Europe: results from the Eurovent survey. Eur. Respir. J. 25, 1025–1031

Logemann, J. A. (1993). Manual for the Videofluorographic Study of Swallowing (Pro Ed)

Ludolph, A. C. (2013). Therapeutic concepts in Amyotrophic Lateral Sclerosis (ALS). Drug Res. 63 Suppl 1, S21

Ludolph, A. C., Brettschneider, J. & Weishaupt, J. H. (2012). Amyotrophic lateral sclerosis. Curr. Opin. Neurol. 25, 530–535

Ludolph, A., Drory, V., Hardiman, O., Nakano, I., Ravits, J., Robberecht, W., Shefner, J. & WFN Research Group On ALS/MND (2015). A revision of the El Escorial criteria – 2015. Amyotroph. Lateral Scler. Front. Degener. 16, 291–292

Lulé, D., Ehlich, B., Lang, D., Sorg, S., Heimrath, J., Kübler, A., Birbaumer, N. & Ludolph, A. C. (2013). Quality of life in fatal disease: the flawed judgement of the social environment. J. Neurol. 260, 2836–2843

Lulé, D., Häcker, S., Ludolph, A., Birbaumer, N. & Kübler, A. (2008). Depression and quality of life in patients with amyotrophic lateral sclerosis. Dtsch. Arzteblatt Int. 105, 397–403

McDermott, C. J., Bradburn, M. J., Maguire, C., Cooper, C. L., Baird, W. O., Baxter, S. K., Cohen, J., Cantrill, H., Dixon, S., Ackroyd, R. et al. (2016). DiPALS: Diaphragm Pacing in patients with Amyotrophic Lateral Sclerosis – a randomised controlled trial. Health Technol. Assess. Winch. Engl. 20, 1–186

McHorney, C. A., Robbins, J., Lomax, K., Rosenbek, J. C., Chignell, K., Kramer, A. E. & Bricker, D. E. (2002). The SWALQOL and SWAL-CARE outcomes tool for oropharyngeal dysphagia in adults: III. Documentation of reliability and validity. Dysphagia. 17(2), 97-114. Deutsche Übersetzung 2006: Dr. Mario Prosiegel, Edith Wagner-Sonntag, Felicitas Koch. Neurologisches Krankenhaus München, Tristanstr. 20, 80804 München

Mikamo, S., Kodama, N., Pan, Q., Maeda, N. & Minagi, S. (2015). Effect of nasal speaking valve on speech intelligibility under velopharyngeal incompetence: a questionnaire survey. J. Oral Rehabil. 42, 136–143

Neudert, C., Oliver, D., Wasner, M. & Borasio, G. D. (2001). The course of the terminal phase in patients with amyotrophic lateral sclerosis. J. Neurol. 248, 612–616

Nusser-Müller-Busch, R. (2004). Die Therapie des facio-oralen Trakts: F.O.T.T. nach Kay Coombes; 12 Tabellen (Springer-Verlag)

Ohmae, Y., Logemann, J. A., Hanson, D. G. et al. (1996). Effects of two breath-holding maneuvers on oropharyngeal swallow. Ann Otol Rhinol Laryngol. 105, 123–131

Peintinger, M. (2008). Ethische Grundfragen in der Medizin (Facultas WUV)

Peintinger, M. (2011). Therapeutische Partnerschaft: Aufklärung zwischen Patientenautonomie und ärztlicher Selbstbestimmung (Springer-Verlag)

Prosiegel, M. & Weber, S. (2013). Dysphagie: Diagnostik und Therapie: Ein Wegweiser für kompetentes Handeln (Springer-Verlag)

Ravits, J. (2014). Focality, stochasticity and neuroanatomic propagation in ALS pathogenesis. Exp. Neurol. 262 Pt B, 121–126

Rosenbohm, A., Peter, R. S., Erhardt, S., Lulé, D., Rothenbacher, D., Ludolph, A. C., Nagel, G. & ALS Registry Study Group (2017). Epidemiology of amyotrophic lateral sclerosis in Southern Germany. J. Neurol. 264, 749–757

Rosso, S. M., Donker Kaat, L., Baks, T., Joosse, M., de Koning, I., Pijnenburg, Y., de Jong, D., Dooijes, D., Kamphorst, W., Ravid, R. et al. (2003). Frontotemporal dementia in The Netherlands: patient characteristics and prevalence estimates from a population-based study. Brain J. Neurol. 126, 2016–2022

Rutte, R. & Sturm, S. (2010). Atemtherapie. 2. Auflage (Springer-Verlag)

Rutte, R. & Sturm, S. (2017). Atemtherapie. 3. Auflage (Springer-Verlag)

Schwegler, H. (2017). Trachealkanülenmanagement – Dekanülierung beginnt auf der Intensivstation. 2. Auflage (Schulz-Kirchner Verlag)

Shacklock, M. (2006). Von neuraler Spannung zu klinischer Neurodynamik. Manuelle Therapie 10, 22–30

Shanahan, T. K., Logemann, J. A., Rademaker, A. W. et al. (1993). Chin down posture effect on Aspiration in dysphagic stroke patients. Arch Phys Med Rehabil. 74, 736–739

Siegrist, J. (2005). Medizinische Soziologie (Elsevier, Urban & Fischer Verlag)

Silva, L. B., Mourão, L. F., Silva, A. A., Lima, N. M., Almeida, S. R., Franca, M. C., Nucci, A. & Amaya-Farfán, J. (2008). Amyotrophic lateral sclerosis: combined nutritional, respiratory and functional assessment. Arq Neuropsiquiatr. 66, 354–359

Spataro, R., Lo Re, M., Piccoli, T., Piccoli, F. & La Bella, V. (2010). Causes and place of death in Italian patients with amyotrophic lateral sclerosis. Acta Neurol. Scand. 122, 217–223

Stavroulakis, T., Walsh, T., Shaw, P. J., McDermott, C. J. & Progas Study (2013). Gastrostomy use in motor neurone disease (MND): a review, meta-analysis and survey of current practice. Amyotroph. Lateral Scler. Front. Degener 14, 96–104

Steele, C. M., Huckabee, M. L. (2007). The influence of orolingual pressure on the timing of pharyngeal pressure events. Dysphagia 22, 30–33

Suiter, D. M. & Leder, S. B. (2008). Clinical utility of the 3-ounce water swallow test. Dysphagia 23, 244–250

Turner, M. R., Hardiman, O., Benatar, M., Brooks, B. R., Chio, A., de Carvalho, M., Ince, P. G., Lin, C., Miller, R. G., Mitsumoto, H. et al. (2013). Controversies and priorities in amyotrophic lateral sclerosis. Lancet Neurol. 12, 310–322

Weinert, M. & Motzko, M. (2010). Ambulante Dysphagietherapie im Hausbesuch. Forum Logopädie 6(24), 26–31

Weydt, P. (2017). Prädiktive Diagnostik neurodegenerativer Erkrankungen. In: Angewandte Ethik in der Neuromedizin (Springer-Verlag), 63–71

Weydt, P., Hübers, A., Ludolph, A. C. & Weishaupt, J. H. (2013). Genetische Diagnostik der amyotrophen Lateralsklerose. Med. Genet. 25, 352–357

Wills, A.-M., Hubbard, J., Macklin, E. A., Glass, J., Tandan, R., Simpson, E. P., Brooks, B., Gelinas, D., Mitsumoto, H., Mozaffar, T. et al. (2014). Hypercaloric enteral nutrition in patients with amyotrophic lateral sclerosis: a randomised, double-blind, placebo-controlled phase 2 trial. Lancet Lond. Engl. 383, 2065–2072

Ziegler, W. & Vogel, M. (2010). Dysarthrie: Verstehen, untersuchen, behandeln (Thieme Verlag)